晨练健身系列丛书之三

心血管晨练

［美］琼·E·卡恩　劳伦斯·J·M·比斯康蒂尼　著

任　青
姚　滨　等译

人民体育出版社

图书在版编目(CIP)数据

心血管晨练 /（美）卡恩，（美）比斯康蒂尼著；
任青等译. —北京：人民体育出版社，2011.3
(晨练健身系列丛书；3)
ISBN 978-7-5009-3983-2

Ⅰ.①心… Ⅱ.①卡… ②比… ③任… Ⅲ.①心脏
血管疾病-运动疗法 Ⅳ.①R540.5

中国版本图书馆 CIP 数据核字（2010）第 223282 号

*
人民体育出版社出版发行
三河兴达印务有限公司印刷
新 华 书 店 经 销
*
787×1092 16 开本 13.5 印张 260 千字
2011 年 3 月第 1 版 2011 年 3 月第 1 次印刷
印数：1–5,000 册
*
ISBN 978-7-5009-3983-2
定价：29.00 元

社址：北京市东城区体育馆路 8 号（天坛公园东门）
电话：67151482（发行部） 邮编：100061
传真：67151483 邮购：67118491

谨以此书献给我已故的母亲格洛丽亚·托雷斯，并献给我的父亲雷蒙德和继母奈蒂·德巴莱约。母亲，是您教会了我坚韧不拔的含义。每一天，我都能感觉到您和我在一起，您就是我的守护天使。父亲和奈蒂，正是你们对我永远的信任，把树立自信心的重要性慢慢地灌输给了我。我全心全意地热爱你们每一个人！

——琼·E·卡恩

我愿将此书献给圣灵——因圣灵传递给我源源不断的灵感和能量；我还将此书献给玛丽亚·卡洛弗丽亚，她作为一个真正的希腊人，在心血管晨练中表现出鼓舞人心的“把握今天”的精神，而您才是一个真正的成功故事。

——劳伦斯·J·M·比斯康蒂尼

前言

鸣谢

第一部分 晨练的准备 …………………………（1）

1 启动一天的能量 …………………………（3）

2 身心状态报告 …………………………（17）

3 运动中的肌肉 …………………………（25）

4 户外活动 …………………………（45）

5 室内活动 …………………………（61）

6 团体锻炼 …………………………（83）

目　录

第二部分　**每天晨练计划** …………………………（91）

7　初级锻炼 ……………………………………（95）

8　中级锻炼 ……………………………………（117）

9　高级锻炼 ……………………………………（155）

10　恢复性锻炼 …………………………………（191）

参考文献 ……………………………………（203）

作者简介 ……………………………………（204）

前 言

如果你选择了本书是希望得到一些新的观念来提高现有的心血管锻炼，那么，欢迎之至——你找对了书，你就要开始踏上一段新的旅程了，在这段旅程上，你将获得你所需要的一切，甚至更多！对于那些为早晨的心血管锻炼寻求出路的忠实健身爱好者，本书旨在满足他们的需要，但并不止于此。

我们是琼和劳伦斯——自己就是心血管运动的忠实爱好者，我们两人指导专业健身人士和健身爱好者的时间，加在一起已经超过了50年。我们理解寻求不同方式来改变常规的需要。我们理解其间的乐趣和挑战，也理解那种对于创新的、令人兴奋的和变化的心血管锻炼的需要。从跑着玩到水中慢跑，从好莱坞远足到推着婴儿车闲逛，从深水跑步到室内的动感单车冲刺，我们什么都尝试过。我们还登过山，教过踏板操课程，是的，所有这些我们都做过。我们曾单独训练过，团体训练过，和运动队一起训练过，和同伴一起训练过（并发现一些锻炼远没有其他锻炼那么令人兴奋）。我们两人曾一起出现在《CNN 头条新闻》《早安美国》《与雷吉斯和凯利一起直播》节目中，出现在 QVC（美国最大的电视购物公司）电视网上；为肥皂剧《总医院》担任过健身顾问；在各种健身指导训练的录像中出过镜；体验过全球教学最前沿的健身技巧——我们是训练教练的专业人士；并且，正是由于有了心血管锻炼计划的经验和成功的这笔财富，我们才会将此书呈献给您。我们知道如何进行锻炼，并且知道如何把锻炼做好！

把心血管锻炼纳入你早晨的常规活动中有很多理由。如果你已经在进行有规律的心血管晨练了，那么，你可能正在寻求交叉训练的新想法，并为你的锻炼增添多样性。如果你的目标是减轻体重，那么，你可能已经选择了这样的活动，因为你肯定听过，它最能燃烧卡路里。也许，医生已经建议你开始心血管锻炼计划来改善健康状况。又或者，你选择自己进行心血管锻炼，因为你觉得这样可以减轻压力。不论你的理由或个人目标是什么，《心血管晨练》都将为你提供所有的工具、精神上的准备及你所需要的信息(包括前沿健身研究的最新信息)，让你的锻炼发挥最大的作用。

有规律的心血管清晨锻炼好处多多。首先，还是在一天清早的时候，你就做完了大量的健身工作。如果把心血管锻炼推迟到一天快结束的时候，往往意味着你在下午或晚上的时候觉得很疲劳，然后，干脆就不去进行心血管锻炼了；而清晨的心血管锻炼可以帮助你避免这一情况的发生。其次，一旦你给心脏的加压超过了其常态下的功能，会给身体带来不少好处，至少会给一天里的其余时间带来能量增加的感觉。早晨的心血管锻炼还能改善一天的消化功能，提高机敏性，帮助身体在处理日常事务时变得效率更高，所以，只需要投入比较少的能量，就能完成相同量的工作，帮助改善日常生活中的总体功能，提高心脏的压送效率（每搏输出量）和心输出量（每分钟输出量），增强身体从血液中摄取氧气的能力，降低早期心脏病发作和中风的危险，减轻体重，减少身体脂肪，改善骨质密度，改善血糖控制，改善身心健康，改善睡眠质量，甚至延长平均寿命（美国运动医学院，1998 年）。

不过，早晨锻炼的好处并不只是这些。心血管晨练不仅仅能为身体带来实际的好处；而且能使人全面受益——不论是身体、头脑还是精神，在这一点上，本书独树一帜。《心血管晨练》告诉你，如何找到最适合你的心血管锻炼方法。

通过使用我们的大脑—身体—呼吸方法来学习如何用心锻炼，你会学到如何投入锻炼，并且让你自己变得更加投入，这样的锻炼不仅能给身体带来最大的好处，还将涉足到生活的方方面面。实际上，你是在从内而外地进行训练，从而改善外在的自己！我们还要用一句格言来强化我们的锻炼和观念，那就是：把握今天，这在拉丁文里的意思是“抓住当天”。这句格言将使你把精神集中于现在，让每一天和每一次锻炼都有价值。

《心血管晨练》分为两部分。第一部分讲的是早晨的准备，即你在锻炼各环节的全面准备，包括能量的要求、休息、还有睡眠。我们还对身心意识进行了开发，把大脑—身体—呼吸的结合融入到了我们全部的健身方法中。你会找到对于各种心血管活动的完整描述和信息，户外的和室内的都有，还有团体锻炼的选择。另外，我们还将带你体验身体肌肉如何反应，并开发出心血管晨练所提供的训练和超负荷训练，也包括热身和防止受伤的正确技巧。

第二部分对人人都适用。这部分集中讲述了从轻松锻炼到高强度锻炼的强度选择，划分了具体的时间，以便你可以选择最适合你的晨练时间。我们还包含进了各种恢复性锻炼的概念。有关能够提高和平衡锻炼与日常生活方面的训练，以及更多的信息里，你肯定能在锻炼中找到一些喜欢的东西。

我们有信心，不论你的身体类型、体适能水平或者锻炼偏好是怎样的，等你读完这本书，就已经获得了大量的选择和信息。现在，是时候可以开始创造你自己个人的成功故事了。把握今天！

鸣 谢

大家都说，成功来自家人、朋友和同事的一路支持——并来自对自己无条件的信心。编写本书的过程，就是这样的情况。我一直都在用我的生命和事业致力于教育人们通过正确的运动来改善他们的生活方式。我满怀激情，与许多人一道经历和分享。不过，要坐下来把这些东西写成文字，对我可不是一个容易的过程。它需要很多人的合作，他们用那么多种方式帮助了我，我愿意借此机会在这里表示对他们的感谢。没有他们的付出和支持，这个项目永远也不会完成。

我想要感谢萨拉·库珀曼，首先是因为她把我拉进这个项目里来的，但更是因为她多年来给予我的指点、支持、友谊和信任。

感谢劳伦斯，我亲爱的朋友兼同事！感谢他和我一起，甚至还有他在海外的公司，一次又一次地一路走过；感谢他作为我的合著者所带来的宝贵贡献和洞察力。

感谢人类运动学出版社的资深编辑马丁·伯纳德，对于我完成这个项目所给予的信任，并为我提供了这个特别好的机会。也谢谢我们在人类运动学出版社的编辑曼迪·伊斯汀，为她的活力、坚持不懈的支持、理解和有价值的付出，还为她一直在这项任务上督促我。

感谢伦·克拉维兹的研究贡献。感谢我有才干的助理凯莉·萨拉扎，帮助收集研究资料和进行编辑，以及在锻炼的创建部分起到的重要作用，没有她的帮助，我就无法完成这项工作。还感谢我的同事和朋友珊农·格里菲斯在整理这本书的漫长过程中的付出和巨大支持——使我对细节的重视得到了提高。谢谢你，珊农，你总是和我在一起。

感谢卡美伦·奇娜蒂的洞察力和创造力，以及她在锻炼的创建部分所付出的努力。感谢湖畔运动俱乐部，感谢他们允许我们使用那些非常好的设施作为拍摄背景。感谢琳达·希尔顿，是她的导师风范和建议帮助写作者克服障碍！感谢我们的模特——蒂娅·汤普森、迪·阿克尔曼和珊丽·麦克路尔——感谢他们的热情和他们美妙的身体！感谢托马斯·多尼亚的支持和协助，为我们的摄影收集必需的设备。最后，感谢吉姆·胡塞，在最后的编辑过程里总是帮我能看到更大的图片。对所有这些人，我内心充满着无限的感激和感动——三言两语无法表达我此刻的心情。没有他们，就没有这个项目的完成之日。

——琼·E·卡恩

没有过去艰苦的过程，就不可能有现在的成果。心怀感激，我向那些以某种方式直接或间接地激励过我的人表示感谢，正是他们使我在书中的想法变成了可能。

我感谢琼·卡恩，她在很久以前就邀请我与她合著这本友谊之作。

我谦卑地感谢上帝，他赐予了我无限的祝福、灵感和活力；我感谢康斯坦斯·玛丽·陶尔斯女神，即兴的优雅与雄辩之女神（为了她赐予我的不断的理解、说服力和积极态度）。我知道，她对《心血管晨练》的支持从一起步就开始了，对此，我满心感激。她的身上实际覆盖着上帝的指印。

我还感谢阿兰娜（她在我2005年于希腊米科尼安饭店写这本书时的“支持与捣乱”）；感谢玛丽亚·加文和萨拉·库珀曼（对于玛丽亚的狂热）；感谢佩特拉·科尔伯（对于他专业的建议）；感谢C·马克·里斯（对于FG2000）；感谢金门波多黎各队全体成员（不论我在职与否，都一如既往地支持我）；感谢锐步公司的斯蒂芬妮·蒙特格麦里；感谢美国体适能协会（[AFAA]，特别是劳里和丽莎）；感谢美国运动委员会（[ACE]特别是斯黛西、克里斯蒂和布莱恩）；感谢水中运动协会（[AEA]，特别是茱丽和安琪）；感谢AFPP（特别是蒂娜·朱安、舍丽和巴姆）；感谢迈克和斯蒂芬妮·莫里斯（对于他们在球类运动上的相互配合）；感谢伦·克拉维茨（对于他的指导和研究）；感谢希腊米科诺斯岛上约翰和安奇健身馆的姑娘们，她们对所有的事情比我想象的都要更开放；感谢迪亚尼·柏森和J·斯克拉（对于那些细节部分）；感谢苏珊·L·费舍尔（对于她在教育方面的贡献）；感谢汤姆·斯诺（为那些早晨进行身心行走的人而作的原创“瑜伽—太极”）；感谢罗伯特·米拉佐（的照片）；感谢“复印机女王”玛丽亚·卡罗弗利亚（最真诚的友谊）；感谢安奇和约翰（对于花在健身房的时间）；感谢凯茜·戴维斯和彼得·戴维斯的好主意；感谢莫林·哈甘，让我在加拿大的“加拿大职业健身协会”享受到的乐趣；感谢ECA的卡罗尔；感谢伯纳德·哈塞的哈林豪俱乐部；感谢伊丽妮·“凯茜”·纳瓦伊兹（作为难得的私人助理，处理了数百封邮件）；还感谢丽兹·卡尔曼诺维奇（保持资金的畅通）。我感谢所有的同事，不论在哪里，不论以何种方式，不论在哪个阶段，都不断地参加到我的健身训练班里来；一并感谢芭芭拉。

——劳伦斯·J·M·比斯康蒂尼

第一部分

晨练的准备

我们这本书的形式很简单。我们想让你设定切实可行的目标，使你想要达到的收益实现最大化，并把达到目标所需要的时间降到最小限度。第一部分是让你着手开始，从第一章到第六章为你提供了做好准备的背景信息。在第一章，你会发现这样的信息，从如何为身体补充能量，到如何保持让自己有动力，让你不会在听到闹钟响之后，一翻身又睡过去了。第二章是关于你自己的。它帮助你审视内在的自己，找到设定锻炼目标的方式，沿着锻炼的道路走下去，并且"把握住你的今天"！第三章讲的是肌肉的概述，让你理解身体的主要肌肉怎样为锻炼提供动力，包括全身最重要的肌肉——心脏！第四、五、六章提供了可供选择的户外、室内和团体活动。在这些章里，你将了解到所有这些活动是怎么回事，什么肌肉会受益，还有怎样让活动达到效率最高和效果最好的技巧建议。这些有用的信息会让你做好身心两方面的准备，然后就进入第二部分——锻炼！

在本书中，我们讲的是那些想让每一次早晨锻炼发挥最大作用的、那些在常规中寻求多样化的、还有那些已经不是健身新手的男性和女性。不过，我们也欢迎那些随时想开始新的健身计划的人，只要体检合格就可以。你会发现，本书中有两种健身方法：（1）保持体适能水平的大概念；（2）使之提高的令人兴奋的方法。在开始任何健身计划之前，最重要的前提就是通过体检。特别是，如果你的年龄已经在55岁以上，一定要和你的医疗保健师详细地讨论一下（美国运动委员会，2004年；Gladwin，2003年）。我们还假设，你对新思想也比较开放。由于目前的研究表明，提高体适能水平的最好方法不是进行单一的活动，而是要把变化本身融入计划里，因此，我们会提供多种想法，帮助你把变化添加进常规活动中去（Kravitz，1994年）。

我们的第一个前提非常简单：如果不做出改变的话，那就什么也改变不了。本书会为你提供一些概念，教你通过对用心的做法投入很强的注意力，来改变心血管晨练的活动。你已经买了这本书，说明你想要做出改变。想要提高体适能水平、却又几乎不对常规活动做出什么改变的锻炼者，到最后可能会纳闷，为什么自己的收获和变化会那么少。如果你不对常规活动做出定期改变，那么你的身体也不会有所变化。

由于我们深信改变清晨的心血管锻炼会带来体适能水平的提高，我们将在本书的第二部分提供多种具体的运动计划。琼和劳伦斯这两位作者将带你进入多种选择的天地，使这一改变达到最大化，当然啦，还要完全顾及你的时间。我们收集了有着具体性和普遍性双重指导方针的具体锻炼计划。只要作出适合你的选择就可以了！在本书从头至尾，我们在提到这些变化的时候，指的都是要给心血管系统增加负荷，这就意味着要增加对于心脏以及身体其他系统的需求，使之比起工作、休息或睡眠这些日常功能更加剧烈的运转。

最后，最好的消息就是，有了这本书，你不会失败。对于这里建议的任何常规或是计划，都没有及格或不及格。我们为你提供选择和思路，都是为了使常规锻炼得到最好的利用。要知道，没有一个写出来的方法会适用于所有的人。要相信自己的直觉。对于正在发生作用的任何一点变化，都保持用心；如果没有，那就忽略过去。最重要的是，只要你的能力正在取得一定的提高，你就是正在向着成功迈进了！

1

启动
一天的能量

在清晨进行锻炼有助于你抓紧这一天来获得多种好处。古罗马人用拉丁词“把握今天”来表示在中午之前完成大量必需工作和乐趣的重要性。随后，时间就转交给了要吃上整个一下午的午餐，接下来是时间充足的午睡。下午晚些时候进行工作，然后又是晚餐和睡眠。本书以“把握今天”为前提，努力向你证明在清晨进行锻炼的好处。你不仅能够以不同寻常的方式在清晨把进行身体锻炼作为第一件事，而且能在整个一天里享受到这些益处：机敏性提高，活力感更强，找到身心结合的一种感觉，做事情更有精神，一大的总体健康状态有所上升。本章将概述让你在早晨的能量如何达到最佳，这样你马上就可以开始早晨的锻炼了。

睡 眠

由于你要在睡了一夜之后进行早晨的心血管锻炼，简单地讨论一下睡眠可以帮助你理解其目的。在睡眠期间，身体要从白天进行的所有工作疲劳中进行恢复。就细胞和肌肉而言，休息能让它们回到体内平衡的状态，换言之，就是酸碱程度达到平衡。人在睡着的时候，心率下降，让身体的其他系统也休息和恢复，如消化系统和循环系统。这些系统并不停止运转，只是减慢下来，从白天更为活跃的运动或消化等任务中进行恢复。

有效的睡眠很重要，能让你在早晨的锻炼期间找到最好的感觉。如果你没睡够，那么在下一次睡觉的时候要补上少睡的时间。当前的研究指出，成年人每晚至少应睡眠八到九个小时，才能得到休息和恢复。因为达到深度睡眠状态对身体的休息和恢复很重要，还因为你要让自己的身体一清早就努力锻炼，要是你在任何延长的时间段里都不能获得高质量睡眠的话，就应该跟医疗保健师谈一谈了。

为了达到有效的睡眠，有一些事情是你可以控制的。穿上舒适、天然面料的睡衣，让皮肤在睡着的时候也能呼吸。合适的寝具可以提供适当的通气性和额外的舒适性。最适合你的睡姿和呼吸的枕头（软硬都没关系，不容易引起过敏就可以了）能够帮助你睡得更深。最后，环境越安静，你就会睡得越深，所以尽量减少睡眠区周围的干扰。

学会倾听自己的身体。如果你觉得不愿意动和疲劳，就不要让身体进行剧烈的心血管晨练，而可以进行我们在第十章中会讲到的恢复性锻炼。如果你过度疲劳，再用力锻炼，就可能会有危险，不仅达不到你想要进行的强度水平，而且也更容易受伤。

营 养

适当的营养意味着给自己的身体必要的燃料来运转。把你的身体想成是一部已经调试好的、有价值的机械装置，比如一辆汽车。如果油箱是空的，没人能指望对这部马力强劲的好车提出什么要求。同样的，在要求身体为你努力做事之前，应该先为它提供燃料，这是心血管运动最重要的前提之一。

对于身体而言，燃料首先意味着食物。没有食物，身体不能运转；具体到早晨的锻炼，它意味着早餐。我们讲到过，多数人每晚需要至少八小时的睡眠，也就是说，每个人睡醒的时候都处在相对血糖过少的状态，或者说低血糖的状态。因为你大概已经睡了八个小时没吃东西了，再加上前一顿饭和睡眠之间的时间，所以，在开始锻炼之前，你就已经有低血糖了。假设你在晚上7点吃的晚饭，10点上床睡觉，然后6点睡醒，你的血糖水平一定是低的，因为你已经有11个小时没有摄入任何营养了！你必须摄入足够的卡路里进行补偿，因为：（1）你的身体需要回到血糖提升后的水平来进行正常的运转；（2）你的身体就要忍受严重的卡路里透支了。锻炼之前吃早餐的好处，是让你的身体回到正常的血糖水平，给你自己需要帮助锻炼发动机启动的额外卡路里。事实上，任何人都不应当空腹跑步，因为身体只能把它自身储存的糖原（碳水化合物卡路里）转化为燃料，这个储存应当是在紧急状态下才能使用，而不是用于正常运动的。

我们建议，不要空腹进行任何清晨的心血管锻炼，因为这时的身体处在血糖过少的状态。选择吃多少早餐，是以你当天选择的特定锻炼有多高强度为基础的。你摄入的卡路里越多，在开始一项高强度的锻炼之前，你需要等的时间也就越长。例如，在跑步之前，一份全套的英式早餐（鸡蛋、熏肉、肠、烤豆、烤饼、茶和果酱）就是个禁忌。而跑步之前只吃掉那份早餐的一部分，会让你跑得更舒服。一旦跑完，你可以接着把这份早餐给吃完。

对于每个人，都没有一套固定的早餐能获取最大的热量，不过，你可以从碳水化合物、蛋白质和脂肪的各种组合中作出选择来帮助启动这一天。一流的运动营养学家告诉我们，在理想的情况下，我们的大量热量应当来自复合碳水化合物，占55%~60%，加上10%~15%的脱脂蛋白质组合，还有最多30%的地中海式脂肪，比如橄榄油、坚果油（如：杏仁或核桃仁）、鳄梨油和鱼油（McArdle、Katch和Katch，1980年）。这个推荐比例优化了身体消化食物的方式，使之转化为最长时间段的热量（叫做ATP）。没有达到平衡的比率会产生不甚理想的结果。例如，碳水化合物含量太高，而没有脂肪和蛋白质组合的一顿小吃或早餐，会给人立刻吃饱了的感觉，但是进入训练之后，你很快就会“不行了”或是“极点到了”，感觉能量耗尽。表1.1列出了碳水化合物、蛋白质和脂肪的一些可能的组合。记住，这些组合是用于已经说明的目的，决不应该作为每个人的早餐计划。

如果你的心血管晨练特别剧烈，在立即开始锻炼之前，就得先饱吃一顿健康早餐，出发之前一定要吃碳水化合物、脂肪和蛋白质的某种特定组合。例如：加了2茶匙（约1毫升）花生黄油的半个全麦硬面包圈和8盎司（227克）的水，或者1份豆浆或酸奶果汁饮料。

不论你选择摄入多少卡路里，也不论锻炼的强度有多高，都记住要适当地补充水分，在锻炼之前，足量的水是无可替代的（对于更多信息，请详见补充水分部分）。锻炼完之后，把早餐继续吃完，也就是说，60 分钟内应当补充营养，避免低血糖的风险。

表 1.1　平衡比率早餐示例

组合	碳水化合物	脂肪	蛋白质	明细
1（约 250 卡路里）	1 杯煮燕麦片，上浇 2 茶匙蜂蜜	1/4 杯杏仁	2 个鸡蛋白	55%碳水化合物 25%脂肪 20%蛋白质
2（约 250 卡路里）	1 杯低脂的水果酸奶；2 片全麦面包	1 汤匙花生黄油	酸奶、面包和花生黄油	55%碳水化合物 25%脂肪 20%蛋白质
3（约 425 卡路里）	2 片全麦薄煎饼（用脱脂牛奶和 2 个鸡蛋白调成），上浇 2 茶匙蜂蜜；1/2 杯酸奶；1/2 杯葡萄干	1 茶匙反式脱脂人造黄油；1 茶匙橄榄油	鸡蛋白、面粉类和酸奶	55%碳水化合物 25%脂肪 20%蛋白质
4（约 450 卡路里）	新鲜水果慕斯（用 1 个猕猴桃、1 个橙子、1 根香蕉、1 个苹果、少许肉桂和少许豆蔻香料做成）	1 汤匙杏仁或核桃仁	浓度 2% 的牛奶（或淡豆浆）加 1 勺乳清蛋白质粉	60%碳水化合物 20%脂肪 20%蛋白质

一辆汽车有了油，才能让发动机进行工作；但只有当发动机有了适量的机油，才能使用汽油。人体内相当于机油的有三件东西：水、维生素和矿物质。没有这三样，身体就不能有效地运转并达到目的。在运动中，水是这么热门的一个

话题，所以在下一节要单独讨论。维生素和矿物质构成了人体发动机机油的另外一部分，叫做微量营养素。如果在计划早餐时使用最新修订的“美国农业部（USDA）食物指导宝塔”里的指导方针，我们就应该从食物中吸收足够的维生素和营养素，而不需要把它们作为补剂来摄入。

那些找不到以适当的量来选择适当食物的人（比如，经常出差的人）可以从维生素和矿物质的补剂中得到帮助。由于个人对补剂的情况以及个体的生理机能相差极大，如果没有医疗保健提供者的监督，我们不建议补充维生素或矿物质。市场上有多种选择，就其本身而论，只有医生对你的整体情况才有足够的了解，能够建议什么是你需要补的——如果有的话——是根据你在年度体检中的健康史和详细血液情况为基础的。

补充水分

任何有生命的有机体都需要水，大量的水。古代的词根 aquam 不仅指水，还指生命。今天，世界各地的温泉浴场都在利用这个与生命密切相关的水。顺便说一句，“spa”这个字来自一个完整的拉丁词组“水中的一分子”，意思是“来自水的全部健康”。尽管水在身体里的存在并不能保证健康，但最确定无疑的是，它是构成适当的身体功能和身体保养的第一块建筑基石。

水是大营养素。这就是说，你必须经常摄入水，因为它对生命是那样地不可或缺。水用必需的液体充满了细胞，所以细胞才能够完成其产生能量以及把废弃物带出体外的功能。肌肉的 80%都由水构成，身体的 60%也是由水构成的。在身体的其他部位中，水使皮肤健康，使器官充满血液和营养物，并使大脑保持运转。我们建议要喝足量的水，这样你就不会觉得口渴，尿量大且颜色清澈。尽管我们人类已经高度进化，但我们的口渴机制远远滞后于我们对水的需要。这就是说，当你觉得口渴的时候，你的身体往往已经过了需要水的那个点，而且开始脱水了。记住要喝足够的水，这样尿就是清的了。其他的饮料不能算是水，因为它们含有其他成分，会抵消水的吸收，比如咖啡因。研究表明，胃对凉水（不是冰水）的吸收比热水更快，所以我们推荐补充的水分是凉水（美国运动委员会，2004 年）。

如果你的心血管晨练目的是保持体重或减轻体重，那么，在低于 60 分钟的心血管运动中，我们建议你不要喝替代型的运动饮料来补充水分（Yorke，2001 年）。原因十分简单，你摄入了多少特定的卡路里，还得把它给消耗掉。例如，

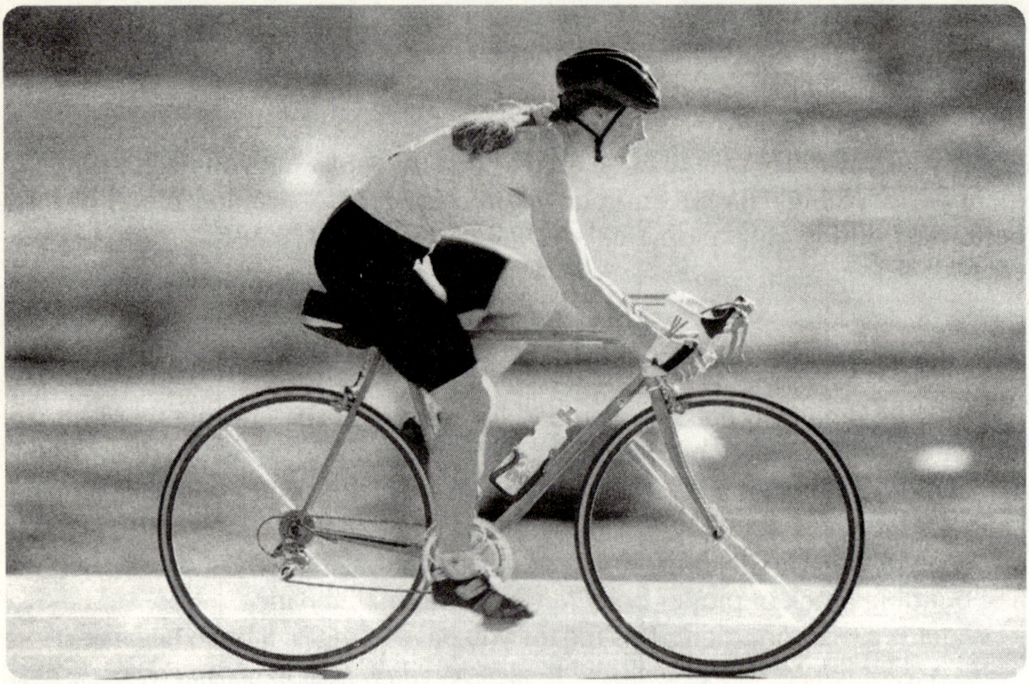

带上一个水瓶，确保你在早晨的锻炼期间保持水分的补充。

如果你在跑步机上跑 50 分钟（消耗大约 200 卡路里），然后立即喝下一瓶运动饮料（摄入大约 200 卡路里），就把减轻体重的目标给削弱了。在锻炼期间，水是更加符合逻辑的一个选择，因为它不会增加不必要的卡路里，就能为身体补充水分。如果有氧运动超过了 60 分钟，比如在耐力跑或马拉松中，那么，专家建议要摄入额外的卡路里，因为你燃烧掉的卡路里已经比你摄入的更多了。

由于在心血管锻炼之前、期间和之后补充水分非常重要，所以，如果可能的话，给自己带上水是有好处的。许多公司现在都生产了可以系在腰带环上的水瓶，能穿过背部系上，甚至能装进帽子里，使得在心血管活动中补充水分变得容易又方便。挑一个好用的水瓶，让你在各种天气里、在进行各种类型的运动期间都能保持补水。

因为我们正在讨论的是在清晨进行锻炼的重要性，并且因为早餐常常包括咖啡或茶，我们现在转向一个眼下的热门话题：咖啡因。在大多数的领域中，咖啡因都是合法的药物或兴奋剂。尽管这是一件很有争议的事情，但目前的研究显示，在心血管锻炼之前，少量的咖啡因（Dodd、Herb 和 Powers，1993 年）［1/2 杯（113 克）咖啡或 1/2 罐（170 克）含咖啡因的苏打水是等效的］能够帮助更轻松地从脂肪组织中释放出额外的脂肪细胞，在运动期间燃烧的脂肪要稍微多一点。咖啡因令肾上腺体产生肾上腺素和正肾上腺素，使身体感觉更有力量、更有精神。由于咖啡因唤起了中枢神经系统，它可以提高脂肪酸的利用率，并推迟耐力项目活动中的肌肉疲劳，比如跑步。

但遗憾的是，有很多人都把咖啡因的这个特性理解为，“我喝的咖啡因越多，燃烧的脂肪就越多”，其实完全不是这么回事。过多的咖啡因使肌肉失去需要运转的水分。随着身体失去水分，细胞层会开始分解。再有，太多的咖啡因会给肾脏造成过重的负担，导致不眠症、心律不齐以及其他的心跳不规律问题，产生心神不定的感觉，而且在心理上成瘾。如果没有和医疗保健师商量过，我们不赞成在早晨的心血管锻炼之前喝含有咖啡因的饮品。只有你的医疗保健师了解你的整体健康状况，并且能够预见到咖啡因跟你正在服用的其他补剂或处方药物可能会发生什么相互作用。比如，即使你正在服用像阿斯匹林这样明显无害的药物，由于这两种物质组合在一起具有潜在的风险，医生应该了解咖啡因的使用。

衣服和鞋子

俗话说，“人靠衣裳马靠鞍”，选择适当的衣着确实能为锻炼增光添彩。这就是说，选择适当面料和辅料的组合能够提高身体的效率。吃过早餐和补充过水之后，一定要花些时间好好选择服装。先从你的根基——脚——开始，选择适合具体运动的运动鞋。带适当脚踝支撑的交叉训练鞋可以提高安全性。那些在户外地势不平的道路上跑步的人，则有必要选择一双能加强鞋底磨擦力的鞋。如果跑步是你选择的方式，那么选择一双重量轻的鞋很有帮助。穿鞋的时候要仔细，从最靠近脚趾的部分穿紧鞋带，最后把鞋带扎紧。许多人在穿鞋或脱鞋的时候，都不花时间好好地系紧和解开鞋带，这就使得鞋靠上部分伸出来的舌头在锻炼期间对脚几乎没有支撑作用。总之，有足够的侧面支撑和鞋底缓冲，对于一双感觉舒适的鞋是必不可少的。

在选择健身衣着的时候，要考虑到风寒、海拔、高温和潮湿。已经证明，那种用新的纤维材料做成、能即刻把汗从身体吸走的衣服具有相当高的舒适性，让身体在炎热潮湿的条件下能有效地工作。如果风寒是一个因素，那么一件轻的外衣可能很有必要，能在你的身体和风之间提供一个额外的保暖层。如果你在高海拔地区进行心血管晨练，大概必须得穿上几层衣服，因为你会感到疲劳，速度慢下来，然后变得更冷了，这时需要加上一层衣服保暖。根据你所处的地理区域和早晨的温度，多几层衣服可以随着锻炼期间热身、运动和过度阶段的强度变化，帮助身体调节温度。一件重量轻的夹克衫就不错，可以很容易地脱下来，系在腰间，给你的衣柜里再添上一件舒适的新衣。

在锻炼中，穿上以后它保持不动、又能让你随意活动的衣服是最舒服的。本书里，我们强调大脑—身体—呼吸结合中的呼吸。由于呼吸对于锻炼是基本的，一定要避免束缚腰部的衣服，因为那样会影响呼吸的。在锻炼期间，当你开始更吃力地呼吸的时候，勒紧的腰带（即使有弹力的也会太紧）也会限制横隔膜的运动。

在身体四周动得太厉害的衣服，比如，随着你开始很快地运动而向下“出溜”的长裤或短裤，证明会很快分散人的注意力。在你的锻炼的路上可能没有阳光的照射，这要看锻炼的时间有多早。为跑步者设计的亮色衣服能反射车灯的光，因而可以作为附加的安全功能。

如果心血管晨练涉及了水的环境，那就选择一件你感觉最舒服和能让你身体活动的游泳装。如果你在锻炼完之后不换衣服，比如说是在海滩上或者在度假村的游泳池里，那么干得很快的那种新合成材料表明是很重要的。要注意，多数游泳环境现在要求男性和女性都戴上泳帽，所以要把这个也作进你启动费用的预算里。

戴帽子有好几种目的：为眼睛遮挡阳光、压住头发、作为交通灯的反射物、时尚的表示等等。因为头部在运动中是一个重要的散热通道，那种没有空隙的帽子就像是在迅速沸腾的一壶水上加了一个盖子。根据心血管锻炼的强度有多大和温度有多高，通过阻止散热，帽子可能会影响你的身体适当调节温度的能力。因此，如果你选一顶帽子的话，就要选择容易散热的，比如有网眼的或者轻型材料制成的。最后，在进行户外锻炼之前，要查看当地的天气预报，这可以帮你选择穿几层衣服合适，用不用带反射服，还有，带不带上你可能需要用来提高安全性、运动能力和舒适性的必要防水材料。

音乐能激励我们大多数人，最近的研究表明，在锻炼中加上音乐真的可以帮助燃烧卡路里（Biley，2000 年）。可以肯定的是，安全是第一位的，所以在运动期间，CD 播放器、MP3 播放器或其他便携式音乐装置的耳机一定要放安全——帽子的另一项用途！为了保持安全，记得要把音乐保持在低音量，因为你必须要能听得见周围重要的声音，比如室内的电话声和门铃声，户外的喇叭声和野生动物的声音。随着能量消耗的增加，要选择能激励你把更多能量投入锻炼的那些音乐。

如果你能读懂每分钟的节拍，也喜欢随着音乐而动，你可能想要选择最合适与你的运动相配的音乐速度，比如节拍和你跑步的步速最接近的音乐。有针对健身爱好者的丰富的专业混音可供选择，比如踏板操的练习者、跑步者甚至是按特定节奏划船的人。有些专业公司，你只需要选择自己喜欢的音乐类型（如：热门音乐排行榜、乡村音乐或经典老歌）和自己喜欢的音乐速度就可以，后者指的是每分钟多少拍。对于类似踏板操的运动或慢走，典型的节拍是每分钟约 130 拍；而跑步的人可以选择速度稍快的音乐，每分钟 140~150 拍。

适当的音乐能够提高你在心血管晨练中的动力和能量水平、卡路里消耗以及整体的乐趣。所以，如果你想要听着音乐运动，在收拾衣物的时候不要忘了耳机。

恢　复

恢复指的是锻炼后身体进行自愈所花的时间，这可以是睡眠的形式（本章前面部分讨论过），也可以是休息的形式。休息有两种类型，第一种就是什么都不做；第二种叫做主动恢复，将在第十章具体讨论。

出于本书讨论的方便，我们把休息定义为不锻炼的时间。我们常常会因新的生活规律带给脑内啡肽的新感觉而变得激动起来。大脑中的脑内啡肽使我们感到精力充沛、心情愉悦，觉得自己更强。有的时候，我们想要进行更多的运动，是因为这些脑内啡肽的化学物质几乎能够产生成瘾性。为了避免燃料耗尽，避免肌肉的过度使用，为了让肌肉有适当的时间在锻炼之间进行恢复和休息，身体需要休息。记住，休息和恢复要和训练的程度一样，这会帮助你在强化心血管系统、然后使之恢复的平衡计划中保持精神集中。尽管有些人认为，身体在锻炼之后就停止燃烧卡路里了，而事实上，一个身强体健的人比不活动的人在休息时会燃烧更多的卡路里，甚至在锻炼后长达 2 小时的恢复期间也是如此，特别是在运动持续时间超过 30 分钟以上的时候（Kravitz，1994 年；Wilmore 和 Costill，1990 年）。

恢复的另一个定义与肌肉本身有关。当我们跑步的时候，就是在给身体不同的系统加压，比如，骨骼肌肉（如：腓肠肌，也就是小腿肌肉）会发生小的损伤。这些小损伤是正常的，身体能高效并迅速地修复它们。不过，这只能发生在休息期间。每天参加心血管晨练是安全的，不过，也要学会倾听自己身体发出的信号。如果你感觉身体不适或者感觉身体比较弱，那就最好避免运动，直到开始感觉更正常才可以。如果连续进行太多高强度的锻炼而不去休息，会使这些肌肉得不到恢复，容易导致肌肉损伤。可能的结果是肌肉受伤，如扭伤和拉伤，还有静息心率上升。最后，女性应该了解过度训练、不让身体有足够时间进行自身恢复的另一个现象，那可以造成暂时性的月经周期失调。

每天以同一种方式给同一块肌肉加压可导致受伤。本书提供了大量的锻炼方式，令你不致遭遇这种情形。例如，在一天里，你选择的锻炼可以涉及支撑体重的活动，比如跑步；而在第二天，你就可以选择把下肢负担降到最轻的方式，比如水中训练或者靠背式骑车训练。记住，休息要和锻炼一样地频繁，才能使锻炼的效果达到最大化。不要去想你是在放松，而是要想成你正在4S店里给你的发动机做调整，这样，它才能高效率地、精力充沛地和有成果地再为你工作。

总之，你在为早晨的心血管锻炼做准备的时候，要记住使成果最大化的前提：一顿适当的早餐，补充水分，还有休息。如果你漏掉了其中一个或者更多的前提，那么，要么你就放弃锻炼，直到达到了这些简单的要求；要么就选择一个比正常状态低得多的强度。你的身体会感谢你的，如果你这么做了，锻炼就会更有成果。

动　力

即使你正在成为——或者马上要开始成为——一名忠实的晨练者（嘿，说明你买了这本书!），我们也承认，每个人都偶尔会有觉得找不到动力的时候。这里有一些提示，希望可以帮你走出可能出现的消沉情况。

尽管选择一项心血管晨练是个人的决定，但记住，不是所有的训练都是一个孤立的体验。一旦你建立起现实的目标（见第二章中关于目标设定的信息），就要考虑一下这样一个事实：其他人——那些是你社交圈中一分子的人，或者那些接近你社交圈的人——可以影响到你能否实现目标。可以肯定的是，对于本书详细介绍的几乎所有锻炼，你都可以选择独自进行；但是，来自社交圈的支持为你的计划取得成功可以提供额外的动力。

动力既可以是内在的（来自你本人），也可以是外在的（来自其他人）。保持有积极性，就是说，对自己的感觉保持一个真正的认识，而同时把定期检查你的目标作为一个不断的提醒：你为什么要锻炼。在你刚开始实施健身计划的时候，我们建议你把来自锻炼的内在奖励和外在奖励都列出一个表（详见第二章）。内在的奖励和目标来自内在的感觉和内在可衡量的变化，比如，感觉更高兴，测量出腰围变小了或是三头肌增大了。外在的奖励来自他人和环境，可以包括这样的事情，比如，当你看起来更强健的时候，或是注意到飞机座椅的安全带对你正合适的时候，这个奖励就是来自他人的赞扬。

如果你知道自己应该参加心血管晨练，可是又觉得不太积极，下面一些建议可以帮你激励自己：

- 检查一下并写下来或打出来的内在和外在动力。
- 提醒你自己，长期的健康是锻炼的直接结果。
- 记住，当你开始运动以后，脑内啡肽就会释放出来。这些化学物质能够给你更多的动力，因为它们让你有一种身体状态很好的感觉。这些物质里包括血清素，是一种在大脑细胞之间释放的化学物质，会让你感觉高兴。这可以说是一个健康的瘾：你越想感觉好，你就越有运动的积极性！
- 试着把自己的身体跟你的现实目标想象得更接近一些，而这是锻炼产生的直接结果。
- 如果可以，在锻炼期间找到你最有动力的音乐来听。
- 当你在浴室面对自己的时候，正视着自己的眼睛来和自己积极地交谈，大声地告诉你自己："今天早晨我要让我自己来一次很棒的锻炼，因为我值得这样做。"即使你对这样一次练习的感觉不怎么好，也要记住"弄假成真"这句成语，会大有帮助的。

外在的动力，比如说，来自其他人的动力。比如朋友和家庭成员能够给予支持。如果可以的话，期待家庭成员和朋友帮助你做下面几件事情：

- 邀请一位家庭成员或朋友和你一起锻炼。
- 请一位家庭成员或朋友打一个鼓舞和激励的电话，在锻炼之前的一清早把你叫醒。
- 请一位家庭成员或朋友把他们观察到的积极变化告诉你，不论是个性上的还是身体上的。

找个同伴，虽然规模更小，但是更加个性化，也可以提供动力。选择一位几乎每次都能参加到你的心血管晨练中的锻炼同伴，这样可以带来更具体、更个性化的动力。与指望一组同伴相比，如果你有了一位固定的锻炼同伴，你可以指望他或她来做下面的事情：

- 激励的电话。
- 当你不想锻炼的时候，劲头十足地劝说你。
- 他或她观察到了你的变化，给出的积极评价，如：力量、耐力和强度提高了，体重减轻了。

- 鼓舞人心的电子邮件。
- 如果可以的话，在心血管晨练期间跟你进行令人兴奋的谈话。

如果你是同伴关系中的一员，那么一定要注意适当的同伴礼仪。好的锻炼同伴礼仪包括如下行为：

- **在对同伴做出回应的时候，应具体化。**例如，不要说："你今天看起来真棒"这样的话，一位有帮助的同伴可以提出更具体的建议，比方："这条裤子你上个月穿的时候，看起来挺紧的呢"，或者"你今天笑得可真有活力"。比起笼统的意见来，用有形的参照点表达可以看得见的、可以测量得出的反馈意见显得更加真诚。
- **提出开放式的问题。**不要问那种能用"是"或"不是"来回答的问题，作为同伴，提出的问题可以是开放式的，鼓励继续讨论下去；这会带来更有积极性的谈资。不要问"你今天早晨想要锻炼吗?"而是可以问"你觉得今天早晨去锻炼怎么样?"这样来鼓励更多的交谈。
- **不时地提供有鼓舞性的动力。**偶尔地发个手机短信、使用电话答录机或发封电子邮件会让同伴知道，你已经在心血管晨练中获得了动力，正在期待下一次。通过这种方式，动力可以延续下去。

团体锻炼课程提供了团体动力的积极优势，不用给你额外的任务再去自己找一个团体。任何团体健身的教练员都会告诉你，参加俱乐部里任何特定课程的人构成了个小社会。真的是这样，在X俱乐部上午9点开始上踏板操课程的那些女士，或者在Z俱乐部每周五晚上动感单车课程的那些男士和女士，开始互相叫得上名字来了，彼此开开玩笑，评价对方的进步，注意到有没有来，最终相互激励。在一些健身圈中，社会的相互影响变得那么强，甚至参加者都能记住对方的生日，并为对方庆祝生日。

团体锻炼的参加者找的是能让他们感觉舒服的课程，比如说，在任何特定的团体课程中，他们选择在教室中相似的地点，跟那些和他们自己的健身水平相仿的人一同锻炼，使用特定的单车，或只参加某一特定教练的课程。由于有着这些动力，参加者们在他们选择的团体锻炼课程中就会变得比较舒服。那么，在这样一种相对相似的环境中，参加者们经常见面、问候和互相鼓舞。说真的，一些最好的团体锻炼课程会出现这样的情况，即：当教练员和会员之间的差别变得很小之后，每个人看起来都更像是能带来动力的朋友，而不是互相没有关联的一群个体聚在一间屋子里跟着音乐在那儿流汗。

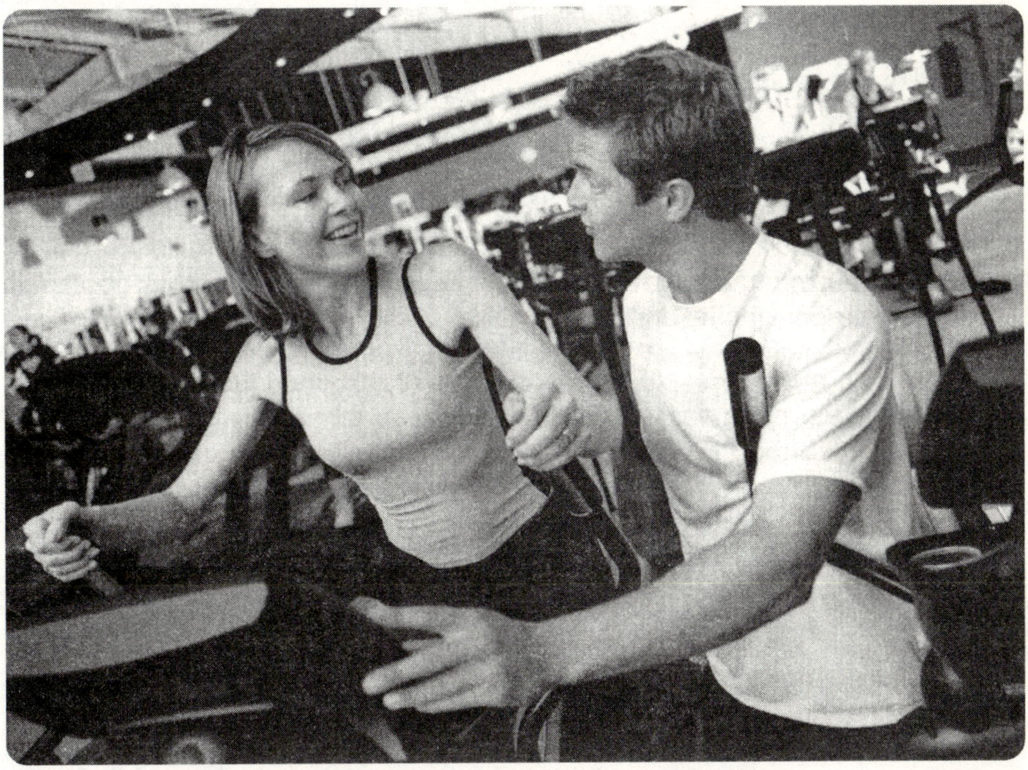

通过提供同伴关系和鼓励，一位锻炼同伴能够促使你得到动力。

参加不同类型的团体，也可以帮助激励你跟他们一起锻炼。健身房、健康俱乐部、甚至温泉浴场，有时候会专门为清晨的心血管锻炼组成这样的团体，室内的和户外的都有。另外，互联网现在也为各种户外活动提供聊天室和发贴板；你只需要简单地访问、注册，然后读一读贴子，看看从跑步到遛狗的这些团体在哪里集合活动就可以了。在这些组织中，骑车、攀岩、跑步、远足，甚至水中运动的团体经常定期见面。对于单独外出会见个人或团体，就像上网一样，总是要按照谨慎和常识来做事情。

团体锻炼单单通过人数就可以达到激励的目的，众人拾柴火焰高。因此，团体的动力能够创造出一种同志式支持的感觉。参加专门进行户外活动的团体还有另外一个激励因素，就是当天气条件不允许走出户外的时候，团体还可以在室内进行有些类似的活动，比如把户外骑车改成室内的团体动感单车课程。活动仍然在进行，因为，尽管你可以改变场地，但是你不能改变团体！

不论你怎样激励自己，要记住健身既是一段旅程，又是一个目的地。通过帮助你享受每一次心血管晨练（你的旅程），而同时注意你的目标（你的目的地），这会帮助你一直保持积极性。

2

身心
状态报告

在本章开始之前，你也许已经考虑过了健身的目标。我们准备帮助你通过一个完整的、全部的健身方法，包含了大脑、身体和呼吸，来跟那些目标进行磨合。另外，我们会帮助你理解，为什么在一天那么早的时候就设定下一整天的基调是如此重要。我们把这个概念叫做“把握今天”，因为在本书中，它指的是在清晨尽早地“把握今天”以及尽早地使身体潜能达到最大化的能力。在本章中，我们会帮助你发展身心之间的结合，因为它和你早晨的心血管锻炼有关。由于涉及的方面比较多，从安全性到动力到强度，对于心血管锻炼，理解我们称之为人脑—身体—呼吸的结合非常重要。

体内的三角关系

我们相信，身体机能由三个主要部分构成：大脑、身体和呼吸。身体指的是我们的生理机能：在早晨的心血管锻炼中为我们进行工作的肌肉和骨骼的混合体。大脑指的是，在我们选择的锻炼期间，对于我们身体经过空间和时间运动时所保持的用心、专注和觉察的概念。呼吸，在梵语中叫做“调息”，指的是我们借周围的空气，使用生命力的能量来为细胞提供氧气。呼吸对于我们的锻炼是至关重要的，因为它就像食物一样，是一种形式的燃料。当你来到这个世上的时候，呼吸是你做过的第一件事；不论我们怎样离开这个世界，呼吸是我们要做的最后一件事。因此，我们强调呼吸的重要性，是为了使你心血管晨练的效果达到最大化。强调大脑、身体和呼吸形成了贯穿本书的一根主线。尽管大脑—身体—呼吸的概念在一开始可能令人望而却步，但是在你阅读本书的时候，我们会鼓励你意识到这一点。它在书面上可能显得比较理论化，但在本书里我们向你建议的锻炼中，你会很快认识到这些因素的内在关系。

在早晨就把大脑—身体—呼吸的关系记在心里，在时间上和空间上可以建立起一种连在一起和精神集中的感觉，也为一天里的其余时间奠定了基调。新近的研究表明，如果锻炼者专心于动作的质量和自己的呼吸，比起为其他事情分神的

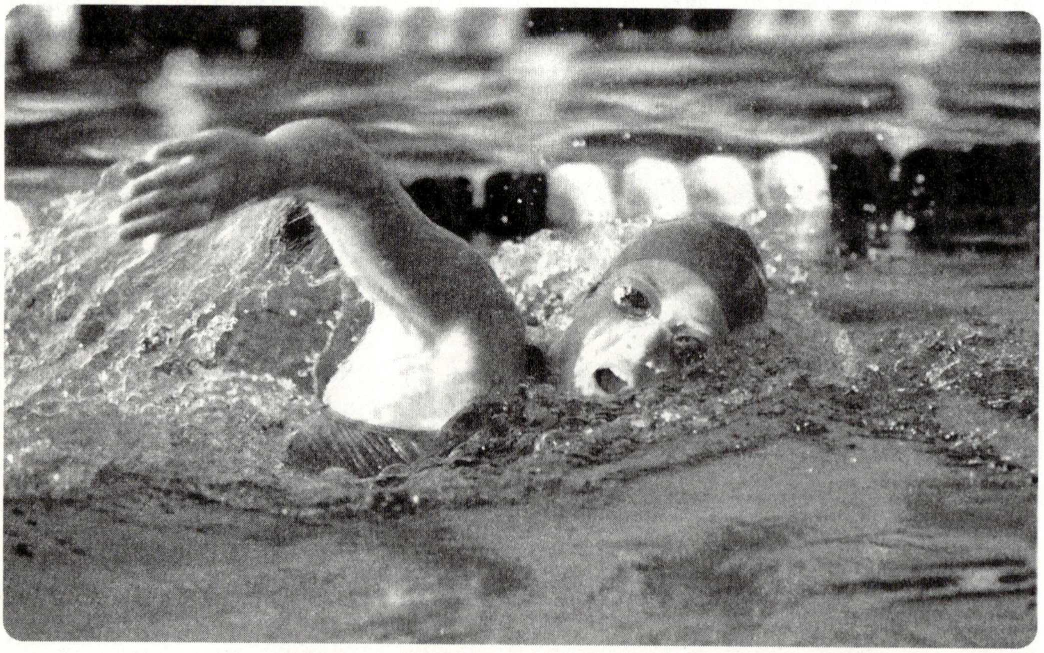

深呼吸，全神贯注于动作的质量，会产生更加集中和有益的锻炼结果。

时候，他们就会更成功，会更有耐力。有信息显示，如果锻炼者从一天较早的时候就进行这样专注的事情，那么，比起他们在一天较晚的时候才进行这样的活动，在一天的其余时间里更容易保持这种精神集中的能力（美国运动委员会，2004 年；Wilcox、Harford 和 Wedel，1985 年）。当你以用心的方式来进行早晨的心血管锻炼，你会使目标的收益达到最大化——不仅是在锻炼期间，在一天的其余时间里也是如此。

学会在大脑、身体和呼吸之间找出你自己内心的感应，对你的锻炼和生活都有帮助！理解大脑—身体—呼吸之间的结合，能帮助你对自己的整体情况获得更强的感觉；然后，由于你对自己的要求会提高，那么当你设定额外目标的时候，这也将有助于你实现目标。

为了发现大脑—身体—呼吸之间的结合，应先通过认识感觉来开始你的一天。不是每个人醒来的时候都是高兴的，也不是每个人醒来的时候都有动力去锻炼的。这里建议一个方法，能保持跟你的内在状态保持一致。表 2.1 的日志是一张用来记录大脑—身体—呼吸结合因素的进展情况表。这样一份日志的目的是双重的。第一，必须得把分类变成数字，这能让你对自己的感觉进行分析并且变得关注。第二，一份日志能够给你一个长期的记录，在过了一段时间以后，你可以回过头来看看走向和趋势。例如，你可能会注意到周末与工作日之间、或者假日与非假日之间的明显差别；或者，你可能会注意到在一个月总有那么特定几次落在后面。比如说，如果你注意到在一个月的某个阶段或工作日期间总是动力不足，那你可以想一些对策，来促进自己在那段时间内的能量水平，像第一章里讨论过的动力策略。

在你进行心血管晨练之前，先在日志所列的项目中选择从 1 ~ 10 之间的一个数字，其中 1 代表最低的数字，而 10 代表最高的数字。养成在每次锻炼之前和之后填写日志的纪律，这样你就可以建立起一个趋势，等过了一周、一个月或者更长时间，回过头来再看看这份日志，你会注意到我们所提到的一些客观项目，比如心率。这样做的目的是帮你注意到，当心血管健康水平提高以后，你的心率应该下降。如果不是这样，就要向医疗保健师咨询了。除了测量可量化的项目，比如心率，我们还包括了像能量这样的主观项目，因为检查情感和身体两个方面能帮助你磨合出对大脑—身体—呼吸结合的认识。

在当天晚些时候测量静息心率的时候（锻炼两小时后的任何时间），你必须是一直处于休息状态（闲坐或闲躺）1 小时以上。当你测量早晨的心率时，一定要处于安静的状态。如果你容易被闹钟声惊吓到，那就先安静地休息 1 分钟，然后再测脉搏。记住日志的最终目的是要提高你在健身方面对于情感的认识，并找到大脑—身体—呼吸的结合。随着心血管晨练的展开，你可能需要复制更多的日志，这样你就有足够的内容可以填了。

表 2.1 大脑—身体—呼吸健身日志

日期 ____

选择的锻炼方式 ____

投入锻炼的时间（从热身到放松） ____________________________

安静心率：醒时 ______________ 休息 1 小时后 ______________

	锻炼之前	锻炼之后
大脑		
紧张程度（1~10）		
动力水平（1~10）		
精神集中程度（高、中、低）		
描述（即：平静、焦虑、专心、分神）		
身体		
能量水平（1~10）		
描述（即：紧张、疼痛、放松、有活力、疲劳）		
呼吸		
呼吸质量(即：浅呼吸、平静的呼吸、深呼吸、有节奏的呼吸、快速呼吸)		

备注：____

____

____

____

____

____

引自：Morning Cardio Workouts by June E. Kahn and Lawrence J.M. Biscontini, 2007, Champaign, IL:Human Kinetics.

设定目标

设定具体的可实现目标能够帮助你取得成功。想象一下，你乘一条帆船出海，看到远处的地平线，启航向它驶去。但具有讽刺意味的是，不论你走出了多远的距离，永远也无法接近，地平线可望而不可及。同样地，如果把你的目标设定为地平线也是没有用的，因为你永远也到不了那里。出于这个原因，我们建议，通过经常明确并定义你的目标，保持目标就在眼前，不仅要提醒你自己为什么锻炼，还要确保这些目标是现实的。你还可以把目标拿给信得过的人来看。全新的目光能够帮助你确定，你的这些目标是否切实可行。对于你的目标，跑步的同伴、私人教练或者好朋友都能给你有价值的反馈。

也许，你锻炼就是因为你喜欢锻炼——不论是出于脑内啡肽的冲动，出于团体锻炼的积极动力，还是出于锻炼能让你重振精神的感觉——如果你做运动是因为它能带给你愉悦，这种纯粹的享受或许就足以作为你的目标了。作一个表，列出你锻炼的理由和目标会帮助你保持精神集中。这个表可以包括：改进总体的感觉，减掉更多的身体脂肪，在下午晚些时候感觉更加精力充沛，睡眠更好，创造出更多的脑内啡肽冲动，以及能买更小尺码的衣服穿。当你写下这些目标的时候，尽量越具体越好。例如，不要说“提高我的体适能水平”；而可以说，“让我的安静心率每分钟降低几次”。把每个目标制定得具体又实际可行。

在设定目标的时候，尽量把涉及大脑—身体—呼吸的内容包括进去，我们的日志给了你一些例子。你的大脑目标应当指的是注意力、想法、感觉和集中度；你的身体目标应当是客观的、且能用数字量化的可测量目标；最后，你的呼吸目标应当跟你能意识到呼吸的次数相关，比如在锻炼、休息或思考的时候，有多少次能意识得到自己的呼吸。

把你的目标记在纸上，用粗体字将“把握今天”标在上方。这个标题能帮助提醒你利用一天清晨的潜能来完成你对自己的承诺。找一个位置钉在墙上，让你醒来的时候几乎立即就能看到，并重新温习一遍。早晨你一睁开眼睛，就会看到自己创建的目标。在觉得自己赖着不愿起床去进行心血管锻炼的那些日子里，有了这个表就可以给你动力。“把握今天”的标题会重申你对自己做出的现在就做的保证。如果你是跟着一位私人教练一起锻炼的，你可能需要把这个表不时地和他或她分享，帮助你确定你的健身目标是否切实可行。另外，你会注意到这个表是标有日期的，随着你多方面取得进步，你应该把这些目标进行更新。

当你完成了目标列表，请考虑下列问题：

- 至少有一个目标是关于大脑的吗（即：你的精神面貌、情感及感觉）？大脑目标的一个例子是，“在早晨觉得更加机敏”。

• 至少有一个目标是关于身体的吗（即：衣服尺码、可测量的距离或者具体的强度数字）？身体目标的一个例子是，“降低我的安静心率”。

• 至少有一个目标是关于呼吸的吗（即：“加工”空气的能力，更用力地锻炼的能力，不用大口喘气或者气喘吁吁就可以增加强度的能力，随意进行更深呼吸的能力——比如在你感觉紧张的时候）？呼吸目标的一个例子是，“感到紧张的时候，就更深地呼吸”。

也许，在我们为你创建的心血管晨练计划中，最令人兴奋的结果是脑内啡肽的释放。正如前文所提，这些在大脑的神经传递素当中释放出来的化学物质，由于能让你感到精力充沛、高兴、甚至兴奋，可以帮助你在健身中保持始终如一。在我们的长期健身目标（比如减脂）当中，有许多都需要花时间才能实现；不过，脑内啡肽在锻炼期间和锻炼之后都可以立即使人高兴。

精神准备

我们在前面讨论过，精神集中在大脑—身体—呼吸的结合中扮演着重要的角色。古希腊哲学家苏格拉底曾说过：人的一生浑浑噩噩不值得。证实了这一论点的重要性，即：对我们的感觉要保持不断的认识。还有一句很有哲理的希腊格言，和上一句同样年代久远了，用另一种方式很好地表达了“把握今天”的主题：若此事当做，唯一当做的时间就是清晨。在如今的希腊，这句话已经发展成了：“早起，早起，天一亮就做事情！”

在本书中，我们利用古代的这个思想，利用你自己最精力充沛的时候，在一天中尽量早的时候使自己的能量达到最大化。当你把大脑—身体—呼吸结合在一起的时候，开发出你是谁的自我感觉，这样来开始新的一天。认识到自己的精神面貌是关键。再有，因为每一天都是一个新的开始，我们提醒你，要尽最大努力把现在过好，使得每次锻炼和每一天都有价值。下面的格言可以帮助你理解每一天的价值：

昨天已是历史；
明天是一个谜；
今天是一份特殊的礼物；
所以我们称之为现在。

在最早的体育馆里，有着古希腊人、古罗马人和土耳其人的记载，说明体育运动是在早晨进行的，结果发展出了“把握今天”这个词。“把握今天”的本意指的是抓住能够使用体力的当天，而每一天都曾被看成是这样做的新机会（Hamilton，1998年）。不要把心思放在过去或将来，记住，当前的锻炼才是唯一要紧的事情。

有的时候，我们对大脑—身体—呼吸的结合觉察得太多，会对自己判断过头了。如果我们错过了一次锻炼、或者锻炼的强度比我们的目标低了，我们可能会感到内疚。此时此刻，这种内疚感会阻止我们做到最好。记住内疚是与过去相关的一种负面情绪，对你会有所帮助（你总不能为现在或将来而内疚吧）。由于我们寻求发展出“把握今天”的大脑—身体—呼吸相结合，由于我们要把精神集中于现在，所以，在我们健身的努力中不应该有内疚这样一种情绪。

“把握今天”的讨论引发了时间管理的主题以及何时才是把握当天的理想时间。我们能给你的最有用的建议，就是为你所需要的心血管晨练而进行时间上的预定、计划和安排。如果你有一个可以规划大致时间的日常安排工具，比如像PDA（个人数字助手），可以把心血管晨练的具体时间划出来。如果这么做了，你对锻炼就更有可能做到勤奋和守时，就像你预约看病、看牙医、旅行或是工作会面一样。只要简洁就可以了，但一定要具体说明大脑—身体—呼吸的一些目标。例如：你的条目可以像下面这样：

早晨 5:15　身体：跑步机／动感单车常规锻炼
　　　　　　大脑：把注意力集中在耐力上
　　　　　　呼吸：高强度锻炼，用口呼吸

或者

早晨 6:30　身体：30分钟户外跑步
　　　　　　大脑：把注意力放在脚步声上
　　　　　　呼吸：觉察户外的气息

到了晚上，由于你要检查第二天的时间安排，你会发现，你的心血管晨练要在这天的一开始就已经优先计划好。这可以帮助你在精神上做好准备，以便第二天里以“把握今天”的态度更加专注地加强锻炼。花一点儿时间来安排你的心血管晨练，能帮助强化大脑—身体—呼吸的结合，因为你是在强调第二天一早要做的第一件事情，而这是你对自己目标的承诺。另外，你越是提到第二天大脑—身体—呼吸的目标，它们在第二天就越能保持在你大脑最前面的位置，而不是意外地突然冒出来的。

总之，要记住：心血管晨练不单单是为了训练身体的。一旦你认识到大脑—身体—呼吸之间的结合，你就会注意到随着你对每个系统的训练而取得的进步。坚持记日志，比如，记录下你的感觉和压力水平，除了能单纯地追踪你是否完成了锻炼以外，还能帮助你追踪一段时间的进步。把自己的目标整理一份客观的、可测量的清单，让你在早晨锻炼之前就可以看到这些目标，这样能帮助你把精神保持集中在你的目标上。最后，享受大脑中的脑内啡肽的快感，可以帮助你在达到目标的时候理解大脑—身体—呼吸之间结合的意义。

3

运动中的肌肉

当你投入到心血管晨练的时候，在大脑—身体—呼吸的结合中，很容易忽视为你合力工作的所有肌肉和器官。你即使把本章只读一遍，也能帮助你理解，上半身和下半身是如何通过核心协调在一起的，比如说，即便你在跑步的时候没有有意识地想到这一点，事实也是如此。为了帮助你实现目标，身体的各个部位都协调起来了。因为你要像“把握今天”那样进行早锻炼，在锻炼的时候不用想着为你合力工作的身体诸多因素，只享受锻炼本身。让我们花上几分钟，来独立地看一看肌肉——包括心脏本身——然后再看一看为了你的人脑—身体—呼吸锻炼，它们是怎样一起工作来让你热身的。认识到身体肌肉是怎样一起工作的，会提高大脑—身体—呼吸的结合，并帮助你达到心血管晨练的目标。

心血管锻炼中的解剖学

因为身体是大脑—身体—呼吸三部曲中的一部，花一点时间了解一下，身体如何像一部调试良好的机器那样为你工作，会使你对锻炼有着更深的理解。本节的目的是让你了解关于产生动力的主要肌肉，而这个动力是你进行心血管晨练所需要的。可以肯定，本书中描述的所有锻炼都是为了让心脏获得最大的利益，但其他肌肉也是至关重要的。我们会看一看能够产生动力的上半身肌肉和下半身肌肉，使肌肉保持在一起的肌腱和韧带，以及最最重要的心脏。

讨论上半身肌肉与下半身肌肉的目的，是为了提高你对一些肌肉的总体认识，而这些肌肉都是能帮助心脏实现下列目标的：心脏变得更强壮，改善$\dot{V}O_2max$最大值（最大摄氧量），每次收缩时更加高效地压送血液，并且降低安静心率。尽管每块肌肉都有着其明确界定的和独特的功能，但是为着心血管的目标，身体里的所有肌肉都会合力工作。如果忽略了对某一特定身体部位进行热身或者热身不当，就会发生受伤，有时会发生失衡。那么，我们的策略就是了解肌肉是怎样工作的，并帮助它们尽可能以效率最高的方式预热。

肌　肉

肌肉是身体里穿过关节的组织群。当肌肉收缩的时候，它们通过缩短关节之间的距离而产生运动。当二头肌——沿着手臂向下并穿过肘关节的肌肉——收缩的时候，你的肘关节就会弯曲（收缩）。类似地，如果你各个关节之间的距离都缩短，就会发生全身运动。在心血管晨练期间，由于肌肉数以千次地极其快速收缩和伸展，正确地让这些肌肉变热和伸展，对于促进高效运动和防止受伤都是很重要的。例如，腿肚子的肌肉在一次跑步中会收缩上千次。如果你在跑完步后不去伸展那些肌肉的话，它们就可以保持在收缩的状态上，导致受伤。

你在心血管晨练中使用的具体主要肌肉显示在图 3.1 和图 3.2 中。这些名词看起来比较复杂，但它们都是国际上公认的叫法，因为我们在指这些肌肉的时候用的仍然是它们原来的拉丁文名字和希腊文名字。提供这些图形的目的，是为了让你更好地理解这些肌肉在身体的什么位置，它们叫什么名字。我们一般称之为“胸肌”的肌肉，实际上叫做胸大肌群，有些人在知道了这一点的时候觉得很有趣。如果你能够根据名字识别出参与日常锻炼的肌肉，比如“腓肠肌”指的是你在跑步机上进行上坡走的腿肚子肌肉，你的大脑—身体—呼吸意识就大大提高了。这样的话，你就可以把每个有意识的、用心的“意念”都集中在那些肌肉的收缩上。对你自己重复这样一些事情，比如说：“我的腓肠肌外侧头在工作，所以我的心脏会受益，”或者“每次我的脚后跟接触到跑步机的时候，都能感觉到腓肠肌群在收缩”，这些都是使用这一信息来加强身体意识的例子。

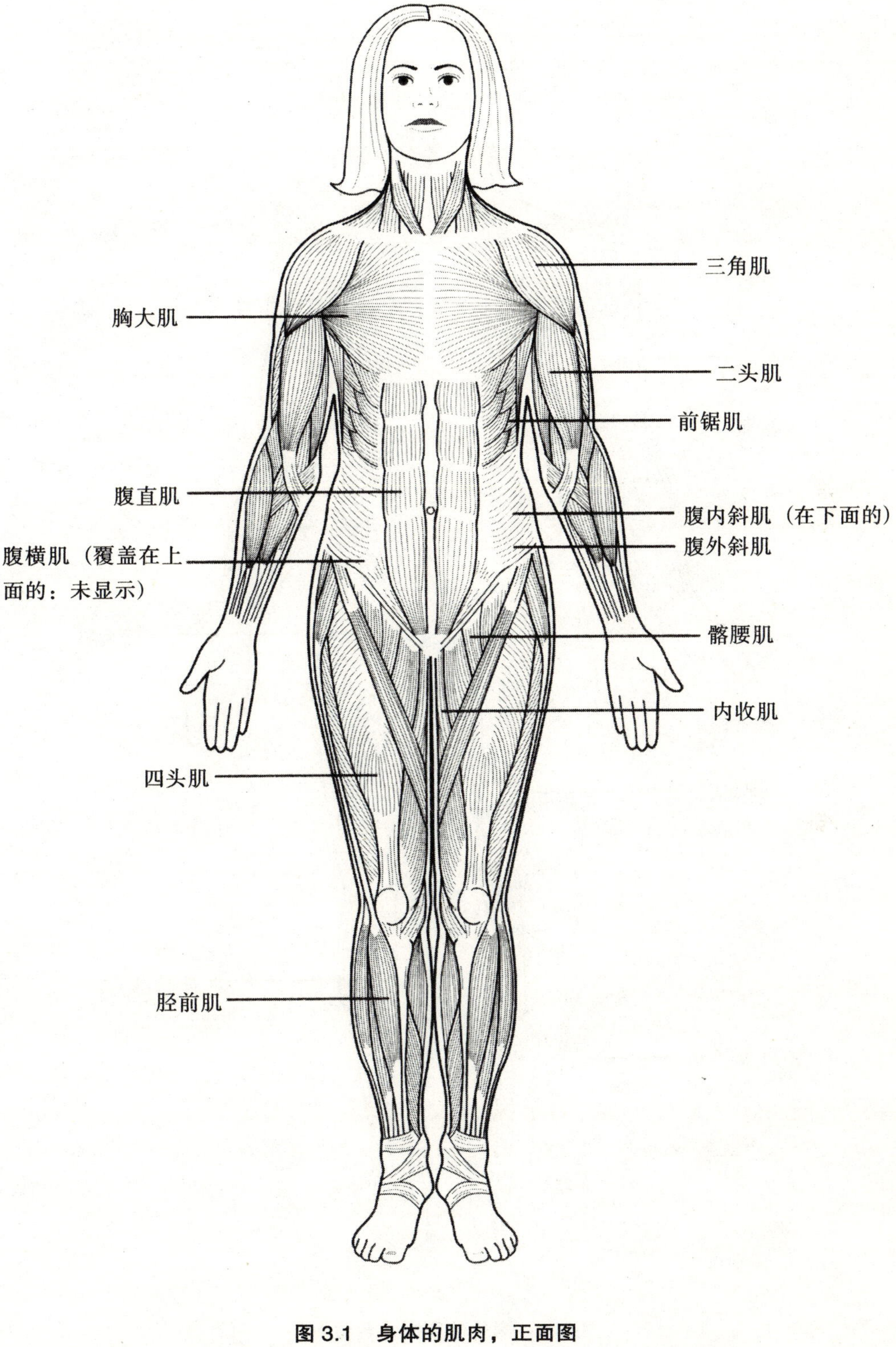

图 3.1　身体的肌肉，正面图

经许可，复制自 S. Cole,2003,Athletic abs (Champaign,IL:Human Kinetics) ,24

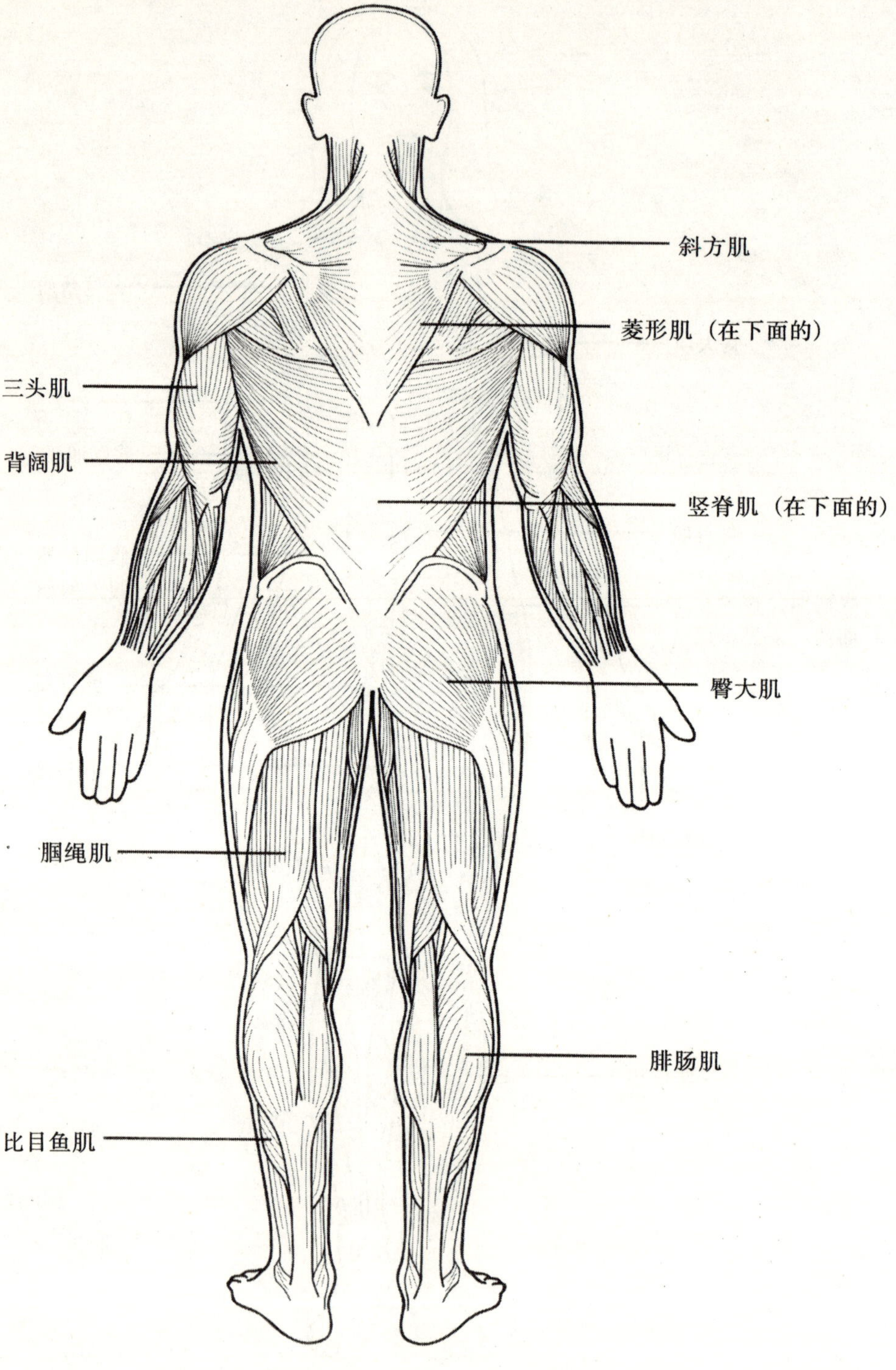

图 3.2　身体的肌肉，背面图

经许可，复制自 S. Cole,2003,Athletic abs (Champaign,IL:Human Kinetics) ,24

下半身肌肉 我们在本书中涉及的许多心血管晨练项目都是用下肢肌肉来支撑自己的身体重量的。可以肯定的是，不是所有的锻炼都会均衡地运动所有的肌肉，所以，认识到在任何特定的锻炼中你所使用的肌肉，会帮助你在后面的锻炼中平衡其他的肌肉，避免失衡。肌肉失衡——指的是一再地使用相同的肌肉，以至于一些肌肉越来越强，而另一些越来越弱——这会导致受伤。你不论何时进行以支撑自身重量为形式的锻炼（包括几乎任何活动，除了坐在自行车上或者使用划船器），都会涉及到下肢的肌肉在一起工作：胫前肌（小腿）和腓肠肌/比目鱼肌（腿肚子）。因为多数心血管锻炼（例如：走路、跑步、踏板操）都是在你向前运动的时候把脚向下压，所以胫前肌（沿着小腿前侧）经常被忽视，会造成肌肉失衡。某些运动能够帮助减轻这个失衡。如果你没有在心血管晨练中包括胫前肌，可以简单地做3套踮脚尖的动作，每套重复12次，就能减轻这个失衡并增强总体的安全性。

把腿向上抬起来，我们会发现沿着大腿后侧向下的肌肉，总称腘绳肌群。这些肌肉收缩（弯曲）膝关节，并伸展髋关节，也就是说，它们帮助把腿向身体后面伸。沿着大腿的前侧向下的肌肉是四头肌，伸展（伸直）膝关节并收缩（弯曲）髋关节，比如你在向前跑的时候或者从踏板台上下的时候就是这样的。让这些相对立的肌肉群都能工作起来，对于避免肌肉过度使用和肌肉失衡很重要。做到这点的一个好方法就是把一些踏板训练同跑步、走路或慢跑结合起来。

上半身肌肉 尽管你可能认为在常规的心血管锻炼中很少涉及上半身的肌肉，但一项研究表明，它们起着非常重要的作用。胸部的肌肉——胸大肌——能在直立时帮助支撑身体，帮助运动臂部，并协助保持姿势。在背部与之相对的肌肉组成了不规则四边形的斜方肌，能帮助起到相似的作用。我们是一个以向前为主导的社会。在我们几乎所有的活动中，都是隆着脊柱、弓着身体来做的：做饭、坐下吃饭、读书、坐在书桌前查看电子邮件、驾车、甚至连续几个小时用蜷着的姿势睡觉。通过拉伸背部以及通过纠正更有力的胸大肌所造成的失衡来锻炼斜方肌，可以改进姿态。坐着的时候，把肩部向后挤靠，只做3组就可以，每组重复12次，能够对你的总体安全性有所帮助，并减轻上身的失衡。做肩部挤靠时候，想象着有人刚把一桶冰凉的水沿着你的后背浇了下去；你会通过坐直了，把肩胛骨向后往一起靠，来对冷水做出反应。把这个动作重复3组12次。

三角肌是肩部的肌肉，在心血管锻炼期间向各个方向运动手臂——不论你是在团体锻炼的操舞课上进行复杂的臂部挥动，还是在跑步中简单地向前摆臂。手臂前侧能弯曲肘关节的肌肉（二头肌）和沿着手臂后侧向下、能克服阻力弯曲的肌肉（三头肌）都参加每天的活动以及心血管晨练。当我们站着、走着、跑着、骑着车或者上下踏板的时候，都会发生自然的手臂运动。在团体健身操锻炼中，会创造出新的手臂动作形式。认识到臂部的肌肉（肘关节的弯曲和伸直）可以帮助把肌肉的失衡降到最小。肩部前面的三角肌往往比背部的三角肌更有力，所以，重复同样的肩部挤靠，就像在加强斜方肌中描述的那样，这次用你的肘关节向外朝身体两侧挤靠，与地面平行，可以帮助你提高总体的安全性并缩小失衡。

核心肌肉　身体的中心，或者说核心，可以描述为任何贴近脊柱或者穿过肩关节或髋关节的部位。很多人在第一次被要求触摸身体核心的时候，马上把注意力指向躯干前侧竖着排列的肌肉（腹直肌）。不过，要认识到核心还包括以下肌肉也很重要：躯干两侧帮你转身的肌肉（斜肌）；沿背部竖着排列并帮你坐直和向后弯曲的肌肉（竖脊肌）；在骨盆底深处控制排泄和性功能的肌肉；以及位于身体中段非常重要的肌肉（腹横肌），它能帮助收缩腰部，在任何时候都提供主动的和内在的支持。能够在任何活动期间都把肚脐贴向脊柱收缩是至关重要的，尤其是在心血管晨练期间，因为这可以帮助你找到稳定性，并防止所有类型的受伤（Cook，1998 年）。

你越是能用安全和中立的姿势维持脊柱，你就越能做到减轻受伤的机会。为了达到脊柱在居中的位置，前面提到过的所有肌肉都会合力工作，使你保持安全。肋骨和髋关节之间的腹直肌帮助把你向前拉，比如在你弯腰捡东西的时候。沿脊柱向下的竖脊肌帮助把你向后拉，比如你在淋浴中洗头的时候。身体核心两侧的斜肌帮助你向任何一侧转身，比如你坐在车里的时候，要转向一侧去拉住座椅安全带，然后又转向另一侧系上安全带。当所有这些肌肉一起工作的时候，就叫做“联合作用”，每块肌肉都以这样的一种方式用力拉脊柱，就能让脊柱保持挺直。这里有来自所有这些肌肉的均等的静态拉力，这样，核心就能保持中立。在锻炼期间，我们越是能维持核心肌肉的这个静态张力，就越能保持安全。如果我们持续地训练核心中的一块肌肉，而不是连其他肌肉一起练，就会导致肌肉失衡。例如，如果我们总是做卷腹（弯曲），从来也不练脊椎伸肌（伸展），由于这个肌肉失衡，结果有可能造成弓形（向前弯曲）的姿势。

核心的组成部分中还包括骨盆底部的肌肉，这是最隐私的部分。这些是控制排泄功能的肌肉。如果你曾经生过孩子，并在分娩的准备过程中练过凯吉尔（Kegel）术，你就锻炼过骨盆底肌肉。这些是你的核心中最内部的肌肉，你能够并且应该有规律地使它们得到训练。训练骨盆底的这些肌肉很容易，男性也应该进行这些运动。要认识到这些肌肉控制着身体排尿和排便的双重功能。尽量挤压和收紧这些肌肉，然后放松，把这个动作至少重复 12 次。在你进行心血管晨练期间，通过保持骨盆底肌的略微收缩，可以维持有力的骨盆底肌，这一点很重要。随着你增强灵活性、预防大小便失禁、增强总体控制以及在你运动时训练整个身体，这可以增加稳定性和支持（Chek，2004 年）。你越是加强骨盆肌肉，在心血管晨练中感觉到的其收缩就越自然。保持骨盆底的部分收缩还能加强大脑—身体—呼吸的结合，因为在另一项活动中，比如跑步（身体），它是在用精神的力量（大脑）来运动那些位于深处的骨盆肌肉，同时整个过程中意识到你的呼吸（呼吸）。

韧带与肌腱

除了了解肌肉以外，了解肌肉与骨头相连的结构（肌腱）和骨头与骨头相连的结构（韧带）也很重要。正确的热身可以让这些结构保持有力，避免受伤。韧带使骨与骨相连，并随心血管锻炼变得更强。韧带的意义并不是伸展，而是支持骨骼系统，并帮助其运动。比如说，在踝关节里能找到多个重要的韧带，它们帮助踝骨以各种方式来运动。在韧带拉直的时候，如果相连的骨头过度伸展或是锁死，就经常会发生受伤。例如，如果你挺胸向上站，那么你的腿就是伸直的，试着再伸直一些；这时，从你身后推一下你的膝关节后侧，这个动作（叫做过度伸展）可能产生中间膝关节韧带的伸长。但因为这些韧带是不应该被伸长的，运动中膝关节的不正确姿势和锁死都能造成受伤。

为了避免伸长韧带或过度伸展关节（锁着打开肘关节或膝关节），你需要进行正确的热身，意思是：（1）逐渐增加肌肉和韧带周围的温度；（2）特定于该运动的有节奏的试练；（3）对于该部位某种形式的伸展能起到作用。此外，在心血管晨练的全部阶段中要对韧带高度注意，在锻炼之后要进行适当的柔韧性常规动作（对所使用的肌肉进行 10～30 秒钟的适当拉伸，每周至少 3 次），这会帮助减少受伤。

肌腱使肌肉与骨头相连，也能随着心血管锻炼变得更加有力。肌腱的原意是为了柔韧的，可不是为了经过运动期间或运动之后的时间而显著增加其长度的。肌腱就像是可略微伸展的结实的粗橡皮筋，但更愿意保持在一个固定不变的长度上。一个重要的例子就是小腿后侧的肌腱，叫做跟腱，它结合着腓肠肌和跟骨，或者说是脚后跟。为了保持肌腱的健康，在前面段落中提供的适当热身的指导方针也适用。

心 脏

现在，我们开始转到“谈心”，来谈一谈你要学习这本书的原因。心脏是一块肌肉，位于胸腔的中心，是你的永不停止的“发动机”。从离开母亲子宫的那一刻，直到离开这个世界，心脏没有停止过跳动。心脏有 4 个房室，如图 3.3 所示。来自全身的血液流“累了”，变得脱氧，于是需要从肺里换出新鲜的血液。血液通过腔静脉到右上侧的心房里而进入心脏，继续通过右下侧的右心室，然后行进到肺部，肺部的毛细血管为它提供新鲜的氧气。新鲜的血液从肺部出发，流经肺静脉，通过左上侧的左心房进入，又回到心脏。它通过左下侧的左心室，然后经过主动脉被压送到全身各处，同时也被压送到用来运动和进行其他活动的肌肉。你在看图 3.3 的时候会注意到，传统的左右两侧是颠倒的。这是因为，心脏图描述的是心脏里房室的实际位置，正如出现在人体内部的心脏是一样的。如果你把这一页拿到身体前面，再把它转过来，书页向外，那么这张图就正确地描述了心脏的左右两侧。

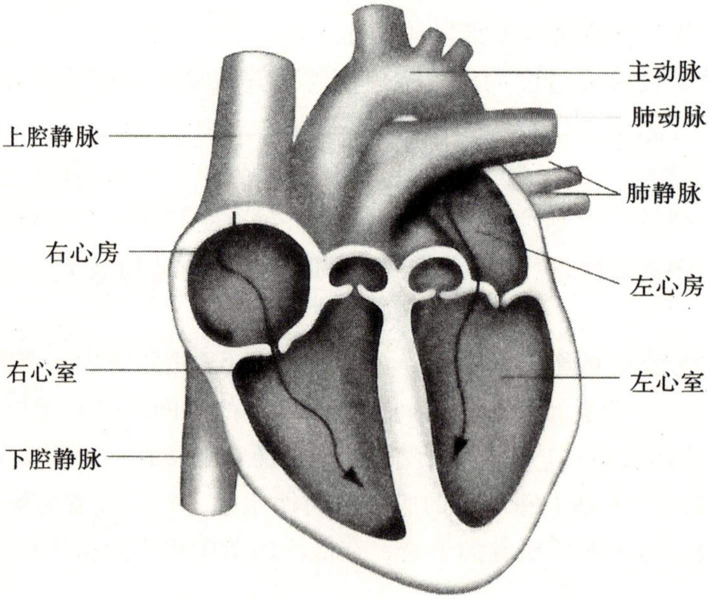

图 3.3　心脏的房室

经许可，复制自 B. Sharkey,2002,Fitness and health,5th ed.（Champaign,IL:Human Kinetics），91.

在你的心血管锻炼期间，血液压送系统也加速工作。随着心脏比你在休息的时候压送出更大量的血液，血压和心率都上升了。由于身体在有氧系统加工更多氧气期间会产生化学反应，就会产生更多的废弃物，即：二氧化碳（你呼气更多）和水（你出汗更多）。随着强度降低，血压和心率也降下来了。在本节中，我们会更详细地讨论心率和血压。

心率　如果你想监测心脏，看看它作为心血管晨练的结果，在经过了一段时间后取得了什么样的进步，你就应该了解心率训练。心率训练的目的是能够更准确地测量心脏的强度。在第二章中，我们曾鼓励你记录下安静心率，这样，随着一段时间后你的心脏效率有所提高，就可以注意一下心率是否降低了。在一次锻炼中，你可以找到一个特定的锻炼范围，在这个范围内，通过使用业内公认的公式来确定你的目标心率范围。由于随着时间的推移，你会对自己在不同阶段的锻炼（身体）变得更加有意识（大脑），你也可以考虑买一个心率监测仪。这个仪器让你可以立即确定锻炼中的心率，比起尽量保持一个特定的强度并用手去数脉搏要轻松得多。

为了确定你的目标心率范围，使用这个简化的公式：

（220–你的年龄）× 强度范围的 %（65% ~ 90%）

例如，假设你的年龄是 45 岁，220–45=175。因此，175 就是你的最大心率。你的锻炼通常不会达到最大心率，而是在最大心率的 65%（低限）和 90%（高限）之间。使用下面的公式，来计算这些范围的每分钟心跳次数。

175 × 0.65（锻炼强度范围的低限）= 114 次/分钟
175 × 0.90（锻炼强度范围的高限）= 158 次/分钟

在大部分的心血管晨练里，你应该使心率努力达到每分钟 114 次到 158 次之间。为了保持体适能水平，你应该保持在接近低限；为了提高体适能水平，你的锻炼强度应该让心率保持在每分钟 158 次心跳。对此的另外一种解释方法是，你越是刚刚开始锻炼的，你就越想把心率范围保持在低限；你越想挑战你自己，锻炼的强度范围就应该越高。我们建议你在开始锻炼的最初 5 分钟之后测量一下心率，然后在锻炼的大部分时间里至少监测两次。在锻炼结束的时候，你的心率一定要降到那个范围之下。如果不是的话，走上几分钟可以帮助你的心率回到更正常的状态。随着你学习在心率范围的上限和下限之间进行锻炼，你会渴望知道大脑—身体—呼吸的结合。

有意识地让心脏更卖力地运转、然后给它充分的时间休息，能够使心脏受到训练，对每天的任务反应更快、效率更高，而这些任务并不是有意识地集中于心脏的。心血管晨练可以为你提供我们已经讨论过的所有好处，但最重要的是，心血管晨练可以训练你的心脏变得更强。一个未经训练的成年人，在休息时的平均心跳次数为每分钟 70 ~ 80 次之间。你会注意到，本书中的锻炼会帮助降低这个数字。原因就是，随着你的心脏变得效率更高，它能随着每次收缩压送出更多的血液，于是每分钟需要压送更少的次数。如果你没有在摄入咖啡因或者服干扰的药物，那么，随着时间推移，你的安静心率应该会下降。安静心率更低的优势包括：心脏效率更高，循环系统更强，心肺系统的效率也更高。

血压　在 1 分钟内，心脏压送出大约 5 公升的血液。当你的心脏在收缩和放松的时候，这个按摩式的动作把血液通过心脏向其适当的目的地推送。当心脏收缩的时候，一定量的压力就产生了。这个收缩叫做心脏收缩，其产生的数字结果就是收缩压的读数。与此相似，当心脏放松的时候，由此产生的压力叫做心脏舒张，其数字的结果就是舒张压的读数。

传统医学推荐的正常血压读数为 120/80 毫米汞柱（mmHg）（美国运动医学大学，1998 年）。当血压变得更高的时候，身体在心肺方面的问题就会处于风险之中，比如心脏病发作和中风，因为系统不能像以前曾经做到过的那样高效地工作了。好的消息是，心血管晨练能够帮助降低血压，而同时又不必服用药物。对你的静息血压有一个认识，可以给你的总体健康一个征兆，还能增强大脑—身体—呼吸的结合。

防止受伤

本节的目的是重温一下锻炼的组成部分，这些部分应当整合在一起，使你的锻炼尽可能成为最安全的体验。尽管有许多因素是你不能控制的，比如交通和天气，但是复习一下你能够控制的那些事情，列成清单，可以帮助你向目标安全地迈进。为了防止受伤，BALANCE（平衡）这个词的首字母是关键。

- **B=一切处于平衡（Balance in everything）**。选择在强度上相互平衡的心血管晨练。用稳定状态的训练与间歇训练相平衡；用较短的锻炼时间段与较长的锻炼时间段相平衡；用一些非承重的训练，比如坐式器械和水中运动，与支撑全身体重的训练相平衡；把不使用器械、只靠大脑—身体—呼吸的锻炼，与使用特定器械的锻炼相平衡；要使腿部后侧向下肌肉的锻炼，与主要腿部前侧向下肌肉的锻炼相平衡。另外，把柔韧性锻炼增加进你的心血管晨练中，在运动之前（帮助肌肉准备）和运动之后（帮助肌肉恢复）都要做。

- **A=永远以切实可行的目标为基础选择锻炼（Always choose your work-outs based on realisticgoals）**。在选择心血管晨练的时候，一定要明白锻炼的目的是什么，这样你才能理解它是否可以作为你总体目标中的一项。如果你的目标是每周减掉 1 磅（0.454 千克）身体脂肪，那么，选择超过 20 分钟、并能提供间歇训练的一些锻炼项目能帮助你达到目标。但是，如果就身体脂肪而言，你的目标是保持现在的状态，那么训练间歇计划对你可能就不太适合，因为其训练强度将会导致总体重的下降。记住，还必须为锻炼的热身阶段选择适当的运动，帮助你防止受伤。

在你的选择中要考虑的另外两个因素，是你的总体享受和独特性。选择一项你知道自己肯定会喜欢、身体也愿意以更健康的大脑—身体—呼吸结合来对它做出反应的活动，而不要选择一项你在醒来的一瞬间就感到恐惧的活动。还有，要尊重你自己的独特性。如果你不喜欢独自在户外进行长时间的间歇跑，而是喜欢团体锻炼的动力，那就找出符合你需要的不同类型的课程。

- **L=韧带、肌腱与肌肉（Ligaments,tendons,and muscles）**。在你锻炼的开始和结束，都一定要把韧带、肌腱和肌肉包括进去。记得要逐渐增加身体的温度，逐渐增加这些结构的运动幅度，以减少受伤的风险。在心血管晨练之前和之后都要注意柔韧性的练习，会帮助减少受伤的可能。在开发和训练大脑—身体—呼吸的结合时，不时地花一点时间考虑一下自己的韧带、肌腱和肌肉，以及它们是如何朝着你的目标而协力工作的，这会帮助你增强总体的自我意识和专注力。这个过程可以帮你在锻炼中取得更多成功，因为集中于不同的身体部位能够使它们效率更高地参与进来。

- **A=用大脑和呼吸与身体紧密合作（Align gour body with your brain and breath）**。这一点重申了我们要让大脑、身体和呼吸都参与到锻炼中的任务。你会发现，早晨进行锻炼往往还带着半梦半醒的诱惑，在睡眼惺忪中系上鞋带，还没有意识即将干什么。那就花上 1 分钟，来回顾一下你的目标，填上第二章中锻炼之前和锻炼之后那张表格里的问题，回顾一下第二章中把握今天的列表，然后做一次深呼吸，这会帮你让大脑、身体和呼吸为了锻炼而紧密合作。如果忘了这么做，就意味着有受伤的可能，因为你的身体还没有完全醒过来，也没有意识到即将开始要做的事情是什么。用心才是一切！

- **N=休息和恢复的需要（Need for rest and recolery）**。在开始任何早晨的心血管锻炼之前，都一定要倾听自己身体的信息。你的身体有没有疼痛感？是不是酸痛？感觉哪里发紧吗？始终在疼痛中锻炼一定会增加受伤的可能性。最重要的是，要使用大脑—身体—呼吸的意识，把精神集中到你对身体的感觉上。在你进行一次高强度的训练之前，一定要感觉自己得到了充分的休息。如果不是这样的话，那就要相应地改变强度。避免在疼痛中锻炼。在已有的疼痛中锻炼，可能给你带来的损害要多于对你的帮助。你在锻炼之前感觉疼痛，可能意味着你忽略了恢复阶段，而恢复是任何心血管晨练中的一个不可缺少的组成部分。适当的睡眠时间组成了这个休息和恢复过程。记住，你需要休息和恢复的程度与训练的程度是一样的。

• **C=检查鞋、衣服和天气（Check your Shoes,your apparel,and the weather）**。通过做好从头到脚的最充分准备，这一点可以帮助你避免受伤。鞋子的选择应该适合相应的运动；衣服应该促进皮肤呼吸、散热和容易排汗的能力。从根据地势选择适合你穿的鞋，到挑选保护你不受雨淋的衣服，花一点时间了解一下我们列出的核查清单，会帮助你保持安全和干爽，以及避免受伤。

• **E=加强对自己身体的了解（Educate yourself about your body）**。平衡来自大脑—身体—呼吸相结合的密切合作与意识。学会注意自己对压力、能量和情绪的感觉；学会辨别不同类型的心血管晨练，帮助你改变动因，以便你的身体能够对不同类型的健身要求做出反应。本书为你提供了大量的例子。与心脏在休息时的正常能力相比，你在锻炼期间给心脏和其他系统都施加了压力。你可能想知道，这个训练或者锻炼应该有什么样的感觉？在一次训练中，你应该觉得好像在干体力活，包括体验到一种轻度不舒服的感觉，但不是疼痛。在心血管锻炼期间，你应该感觉比较气喘，但不是喘不上来气。能不能讲出短句子，是判断强度是否过高的一个好标准；只要你还能勉强说话，那么最有可能就在合适的强度上训练了。如果在锻炼中不能轻松地呼吸或回答问题，那就意味着你需要降低强度了。学会如何识别不舒服和疼痛之间的差别要花些时间。疼痛是剧烈的，并往往是快速的和一阵阵的疼。疼痛是身体的信息，说明你需要寻求医生的治疗，才能得到正确的诊断和适当的处理。考虑到你的实际目标，训练你自己找到最适合的强度。

在本书的第二部分，你将了解到自己更喜欢的强度和自感用力度。你对于一个特定早晨的锻炼目标是什么以及你的感觉怎样，都将决定按照什么强度进行锻炼。即使在稳定状态的轻松锻炼期间，你也想要按照能让你察觉到自己呼吸和身体反应的强度来运动。

在一次训练之后，你可能会体验到延迟性肌肉酸痛，往往被简称为 DOMS。这是一种发生在运动后的 24 ~ 48 小时之间的、在一个或一个以上特定肌肉区域的酸痛感。这种酸痛来自微小的肌肉撕裂，发生在你给肌肉系统施加了比正常能力更大的压力时，或者发生在你第一次以一种不同的肌肉形式使用肌肉时。如果你第一次尝试一种新的心血管器械，或是参加一节新的团体健身课程，你在第二天会发觉在特定的区域有酸痛感，因为身体不适应新的运动形式；从某种程度上说，身体从学习中受到了“震动”。不过，如果你继续使用相同的器械或是参加同样的课程，肌肉就会适应，酸痛感就会减轻。你的心血管晨练会改变你身体的运动方式，某些训练还可能比另一些训练使你更加疼痛。你会认识到，由轻度不舒服的感觉产生的酸痛是你身体的信息，传达的意思是，你已经完成了向着你的健身目标迈进的工作。记住，由于新的心血管锻炼而造成的那种酸痛绝非一个长久的体验。

热　身

既然你了解了身体在心血管运动中如何进行运转的基本知识，也知道了如何防止受伤，就到了为大脑—身体—呼吸的心血管晨练而开始热身的时候了。当你在本书提供的多种锻炼选择中进行准备的时候，要记住：某种类型的热身对于降低受伤风险是必需的；让本章前面讨论过的肌肉、肌腱和韧带高效地进行工作；逐渐增加身体的强度；并创造出在总体上更有收获的锻炼体验。

一次热身可以由许多不同类型的动作组成。就此而言，没有一种特定的热身是适合每个人或者适合每项活动的。重要的是要让整个身体参与到能让你热起来的动作中，要么就几乎达到要出汗的那个点，要么就开始微微出汗了。还有，对于你要进行的某项活动，热身应该是有几分特定的，这样对那些特定的肌肉才有好处。用轻重量的二头肌弯曲作为跑步之前的热身，可能的确能让你身体发热，但这种热身和你在跑步期间要使用的腿部肌肉没有一点儿特定的关系。全身热身的例子有：走路、太极拳、低强度跑步或者整臂划圈与下蹲相结合。

也许，热身最重要的目标是逐渐升高身体的温度。在达到心血管能够维护肌肉、肌腱、韧带甚至器官的稳定状态之前，它们在温度上都需要经历逐步地上升。例如，在跑步之前只活动腿，把注意力只放在下半身就可以了，而不必把这个升温带来的好处也分给肩部和臂部，因为这些部位的肌肉自身在跑步过程中就是必不可少的。如果整个身体在活动之前没有热起来，那么身体随着增加强度就可能变得太硬，而不能做出适当的反应，这样的话，就可能会容易受伤。如果你的整个身体在开始训练前已经升高了温度，你的锻炼在取得最大收获和减少风险方面就会更加有效（美国运动委员会，2003 年；Gladwin，2003 年）。

安全第一意味着逐渐增加强度。把身体从早晨的睡眠状态中惊醒，然后进入一种突然爆炸式的加压，被证明对于循环系统和肌肉系统都是危险的。而逐渐增加强度会帮助身体的许多系统醒过来，开始为你工作。缓慢的热身旨在帮助肌肉进行准备，不仅对于日常生活中的活动如此，对于即将进行的强度更高的锻炼也是如此。在接下来的部分，我们将讨论两种类型的伸展，并提供一些热身活动的示例。

伸 展

为热身而进行伸展的具体情况在健身界和体育界仍然是一个有争议的话题。一些专家已经证明，在心血管活动前做静态伸展能减少受伤；而其他专家则已经证明，在活动前做伸展和减少受伤没有关系。还有专家也证明了，在特殊强度的体育活动中，比如奥运会比赛，运动前的伸展会降低力量和总体表现水平。出于本书的目的以及心血管晨练的安全性，我们建议，每一次热身都由两种类型的伸展结合起来：主动的和静态的。

• **主动伸展**。主动伸展（有时也叫动态伸展）的意思是，慢慢地、有节奏地活动一块肌肉，来伸展它对侧的肌肉。随着一块肌肉热起来，有节奏地伸展它，能帮助这块肌肉变得柔软，更不容易受伤。动态伸展的一个例子是，坐在一把椅子的边上，把腿伸出去，这样，脚后跟就正对你。在这个伸展中，你活动的是沿大腿前侧向下的四头肌，使用四头肌来伸展腿部。对于我们现有的任务更加重要的，你正在伸展沿大腿后侧向下的肌肉，叫做腘绳肌。你可以慢慢地做一组 10 次动作，伸直腿，数 5 秒钟，然后把脚放回地面 5 秒钟。由于腘绳肌要为心血管晨练中的工作做好准备，这么做可以提高其温度和灵活性。

• **静态伸展**。静态伸展的意思是，让一块肌肉单独地保持其伸展，往往使用地板、伸展带或墙壁来进行。为了在被动伸展中伸展腘绳肌，你可以还是坐在椅子的边上，然后把脚后跟放在地面上，并伸得离身体足够远，这样你的膝关节就不能收缩（弯曲）。上身坐直并向上伸长，同时髋关节（不是腰）向前弯曲，脊柱不要弯，直到你能感觉沿着腿的后侧有拉伸。保持这个被动伸展 10 ~ 30 秒钟，重复两次。

以我们作为健身消费者和运动员的私人教练、同时还作为团体锻炼教练的经验来看，我们所见到的受伤只是发生在那些没有先做伸展、就直接进入运动的人身上。我们建议在热身中进行主动伸展，因为目标是让肌肉热起来，并使那些肌肉得到试练。我们建议在心血管锻炼后进行静态伸展，因为柔韧性能在静态伸展中得到提高，这也是心血管锻炼后伸展的目标。在你的心血管晨练开始之前，这两种类型的伸展技巧都能使你的身体做好准备，并帮助你防止受伤。下面是我们推荐的几个伸展。

• **扩胸**。为了给胸肌做一个大大的伸展，坐着或站着都可以，张开双臂，向身体外侧打开，好像准备要给人来一个热烈拥抱一样。把精神集中在要做伸展的胸肌上。不用去拥抱某人，而是吸气，同时把双臂向更后面伸展，好像准备要来一个更热烈的拥抱（图 3.4）。把这个姿势坚持至少 20 秒钟，同时保持对呼吸和身体的意识。

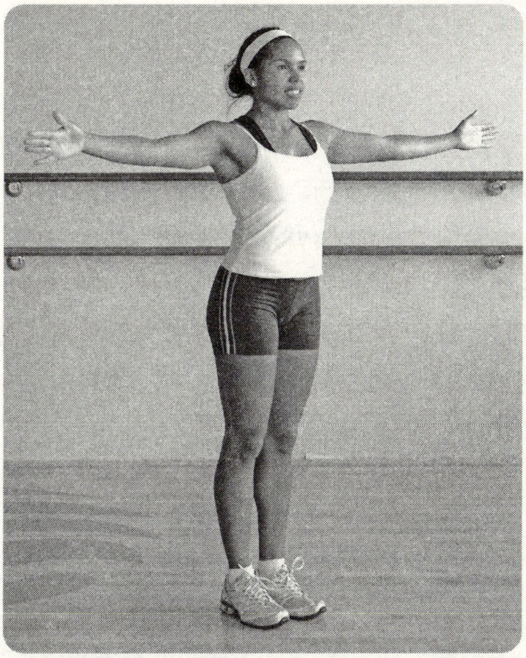

图 3.4　扩胸

• **臀肌伸展**。臀肌在涉及腿部的心血管锻炼中参与得非常多，为了给臀肌做一个大大的伸展，把身体坐直，然后把一条腿的踝关节交叉到对侧腿的膝关节上。把精神集中在要做伸展、位于深处的臀肌上。在你呼吸的同时，把抬起的那条腿的膝关节向地面的方向慢慢放低，直到你能感觉到臀部区域有了很深的伸展(图 3.5)。把这个姿势坚持至少 20 秒钟，同时保持对呼吸和身体的意识。

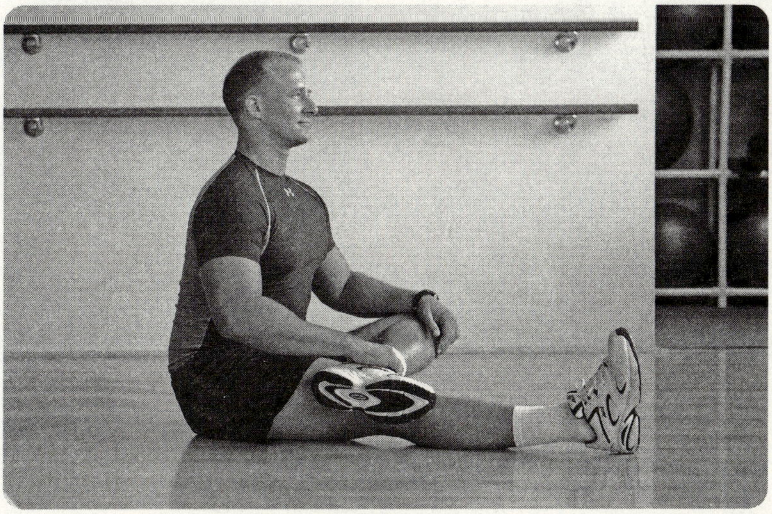

图 3.5　臀肌伸展

热身活动示例

除了主动伸展和被动伸展以外，记住，你的热身对于心血管晨练必须是特定的。你如果正在计划某种承重类型的户外活动，比如跑步、走路或间歇训练的形式，就需要注意小腿、脊柱、肩部和臂部的肌肉。例如，为了准备早晨的走路或跑步，可以从轻松强度到中级强度先走 3 ~ 5 分钟，然后花几分钟时间，通过向下蹲的姿势做猫式伸展，让下背部热起来。身体向前弯曲，把手放在大腿上，脊柱弓成像猫一样的姿势，保持几秒钟（图 3.6a）。回到中立的姿势，然后打开胸肌，伸展脊柱，让尾椎骨对着后方和上方（图 3.6b）。

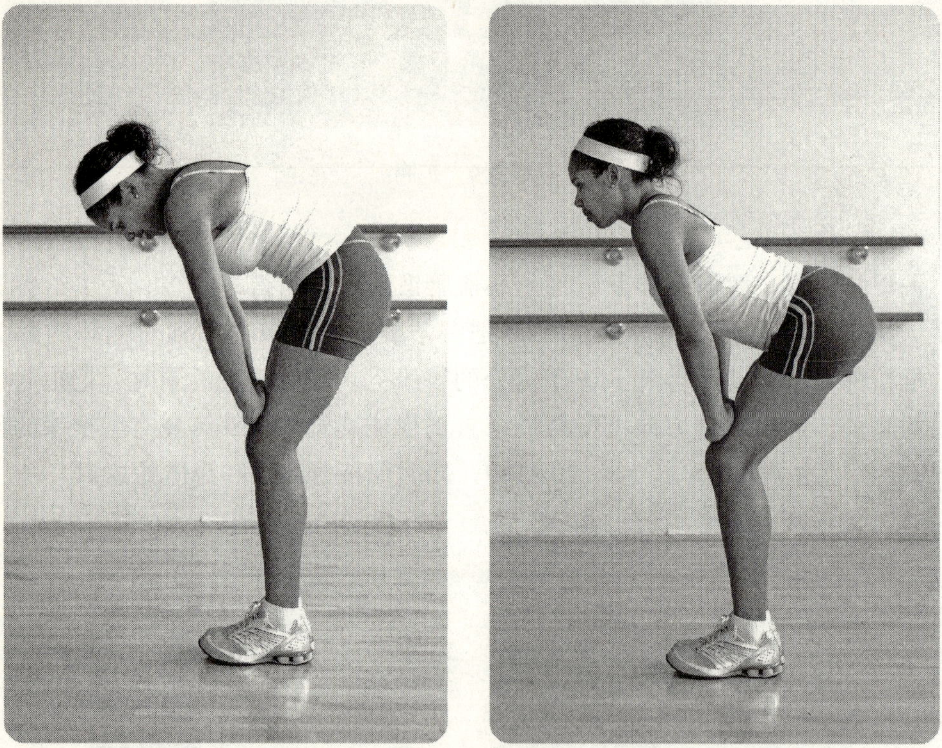

a　　b

图 3.6　猫式伸展

把这个走路和伸展的过程来回重复几次，然后继续走，加快步速，来把强度增加几分钟；然后轻度伸展腘绳肌、腓肠肌和四头肌。这里有一些能帮助你这样做的伸展：

• **站姿静态单腿髋关节扭动**。采取站姿，一只脚在前，一只脚在后。前面的腿伸直，后面腿的膝关节弯曲。身体向前倾，以髋关节为支点，双手放在已弯曲膝关节的大腿上（图 3.7）。保持 10 ~ 30 秒钟，换腿重复。

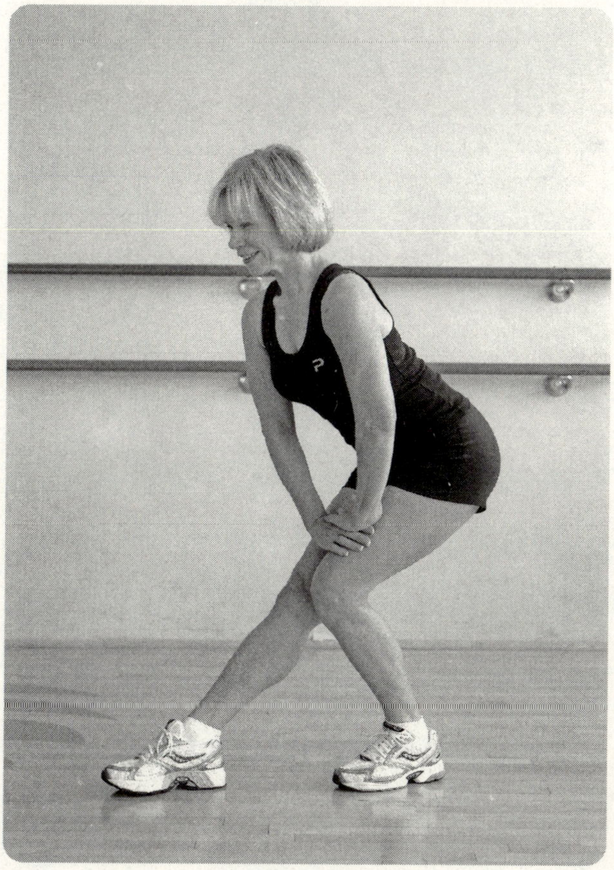

图 3.7　站姿静态单腿髋关节扭动

• **站姿四头肌静态屈膝**。双脚并拢站立。一条腿向后弯曲，用同侧的手握住脚踝；把脚后跟向臀肌的方向拉（图 3.8）。把这个伸展保持 10 ~ 30 秒钟，换腿重复。如果有需要的话，可以摸着墙或扶着什么东西来保持平衡。

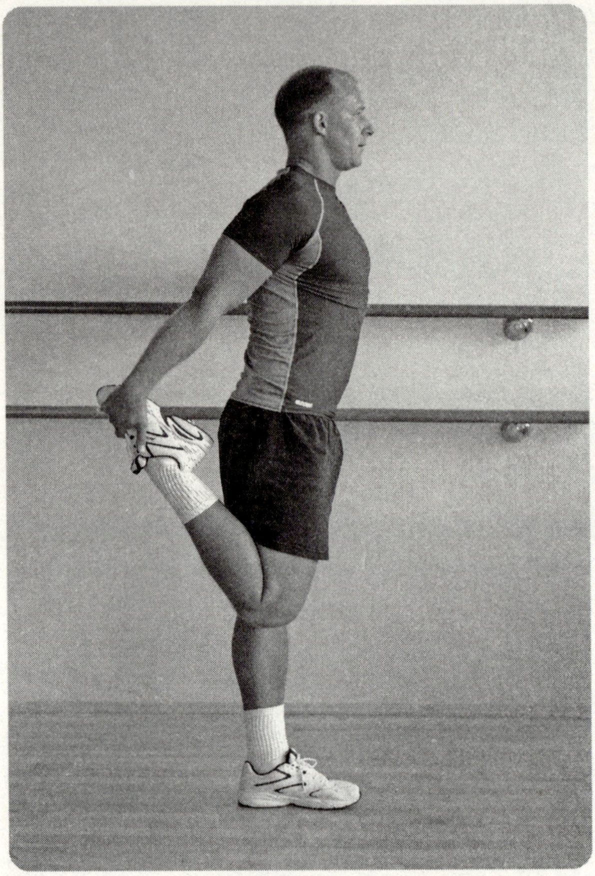

图 3.8　站姿四头肌静态屈膝

• **腓肠肌静态伸展**。一只脚在前、一只脚在后站立，双腿分开，与髋关节同宽，双脚向前。前面腿的膝关节向下弯曲，双手放在前面的大腿上（图 3.9）。把这个伸展保持 10 ~ 30 秒钟，换腿重复。

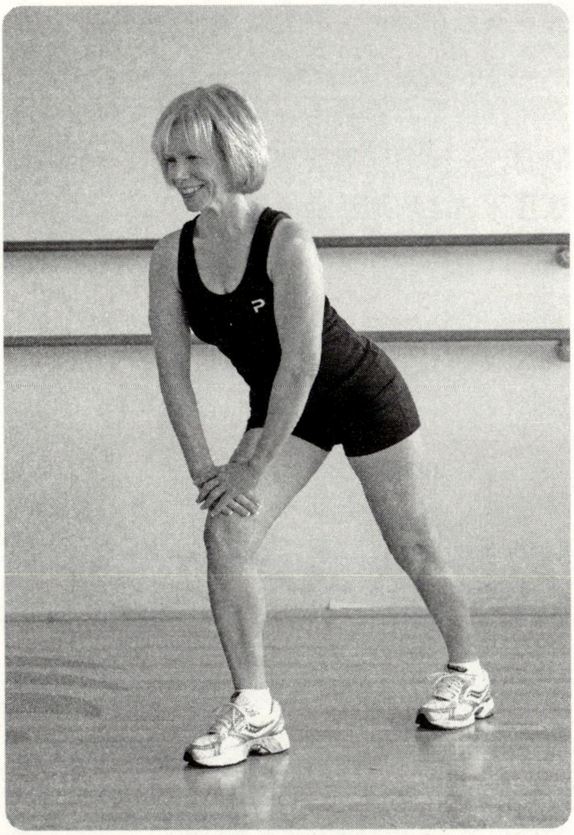

图 3.9　腓肠肌静态伸展

在进行任何形式的心血管晨练之前，有一个基本的身体部分经常被遗忘掉，这就是下背部。美国体适能协会声称，有 80% 的北美人都抱怨下背部疼痛（Gladwin，2003 年）。因为多块核心肌肉都是在下背部这里结合和通过的，这个区域在热身之时、运动期间和锻炼之后都需要适当地加以注意。由于这里有下脊柱的五大椎骨，再加上这个区域的肌肉组织，如果没有注意到正确的身体技巧，这个身体部位就特别容易受伤。为了用一种在生物力学上有益的姿势伸展下背部，先坐在一把椅子或一个稳定球的边上。双手放在双膝上，背部弓起（向前弯曲），注意力放在向前伸展的整个脊柱上，从颈部到下背部区域。这个动作不是向前倾；而是把脊柱的每一节都弓起来。把你的脊柱想成是非常小的、圆形的油炸圈饼，如果采用向前倾的方式，就是带动着每个多纳圈单独向前了。始终保持用心的呼吸。要是想做更深的伸展，继续呼吸，同时让双手沿着双腿向踝关节的方向往下滑。如果肩部紧张的话，要放松下来。一定要继续触摸脚踝、脚或者地面，避免什么都不扶着就悬在那里，因为这对于沿脊柱向下的纵向韧带是一个危险的拉伸。

尽管对于每个人和每种类型的心血管晨练都没有非常合适的热身，但在你锻炼的这个重要阶段期间，下面的前提会帮助你总结自己的目标：热身应当在强度上逐渐增加，同时让身体随之增加活动的幅度，并做一些有节奏的准备动作，而这些动作对将要进行的活动都是特定的。

4

户外活动

你喜欢清晨的阳光、扑面的冷风和季节的交替吗？户外锻炼可以让你得到新鲜的空气和变换的风景，同时给了你用自己的身体挑战自然因素的机会。顶着风以及克服其他因素而锻炼，无疑能够给你的身体系统增添各种挑战，并且往往提高了锻炼的强度，同时为身体适应这些变化、并随着这些变化而进行调节创造出重要的机会。鉴于像在动感单车上骑行或在跑步机上跑步（将在第 5 章中讨论）这样的室内锻炼确实可以帮助你实现目标，进行户外锻炼会为你的健身计划增添一个新的内容。每次的户外锻炼都为你的锻炼计划提供了一个变化，因为你必须要根据变化的天气情况来做出必然的调节。

由于我们就户外锻炼开发了多种可用的大众化选择，本章旨在为你提供有用的信息。对于列出的每项活动，我们都对常见的身体动作、主要使用的肌肉以及正确的姿势和技巧进行了评论。此外，关于如何选择活动器械和安全性，我们也给出了一些提示，帮助你在锻炼中达到最好的效果。

走 路

走路是一种大众化、容易做到而又低成本的活动，用多种强度都可以进行。各个体适能水平的人群都能进行走路锻炼，且研究表明，健康的好处有很多。从中速走到快步走能提高有氧体适能，由于其支撑体重的特性，还能加强骨质密度。走路的最好方面，就在于它是一项既独立又花费不多的活动。你不需要同伴或团体，不过，和团体甚至家庭成员或朋友一起锻炼也很容易。

走路由腿部有节奏地向前动作组成，把大块的身体下肢肌肉作为目标，包括髋屈肌、臀大肌、四头肌和腘绳肌，而腓肠肌和胫前肌在辅助那些肌肉。不太明显，但却同等重要的肌肉是髋外展肌和髋内收肌；它们一般负责稳定髋关节和腿部。躯干肌肉也主动参与进来，在你前后自然摆臂的时候，保持躯干的垂直。由于走路是我们生活的主要功能，通过进行这项活动，我们是为实际生活中的肌肉功能而训练！

一双合脚的运动鞋，对于高效和安全地走路是最基本的要求。你需要试穿多种样式的鞋，看看哪个样式总体上最合脚。由于最大负荷（有时是你整个的身体重量）是在脚后跟和前脚掌，就要选择一双在这两个部位都有着最好缓冲作用的鞋。鞋跟应该稳定，并且在脚后跟接触到地面时，能提供侧面（从一边到另一边）的支撑。在你走路的时候，随着你大踏步地向前走，你的脚趾会自然地弯曲和伸展。运动鞋在前脚那里需要足够灵活，让脚能做到这一点。运动鞋的后跟斜面（角度）应该让脚在步态中走出顺畅前行的动作。一双没有斜面鞋跟的鞋会造成脚趾迅速地向下“拍打”地面，可能引起小腿疼痛。最后，走路的动作产生脚和脚趾的分离，所以要让脚在鞋头套里有着足够的空间。

走路的力学，尤其是运动时走路的力学，与其他活动的力学是非常不一样的。尽管任何休闲鞋对于随便的走路都适合，但是，如果你想要为健身而走路的话，选择一双性能好的运动鞋是个好主意，因为它是专门为健身走而设计的；同理，跑步鞋是专门为跑步而设计的。

一般来说，走路分为三类：休闲走或健康走、健身走、速度走或力量走。尽管每一类的动作步骤是相似的，但实施的技巧却不同。为了保持、提高或增强心肺系统的目标，要选择对其最适合的技巧。

休闲走或健康走

顾名思义，休闲走或健康走是以正常的、休闲式的步速进行的。按照这个步速，一个人在 16 ~ 30 分钟内可以完成 1 英里（1.6 公里）。这种走路的类型是为保持心血管的耐力而设计的，适合所有的人，尤其是那些刚开始有规律地实行走路计划的人。有规律地参加休闲走或健康走可以降低心脏病的风险，降低骨质疏松的风险，减少身体脂肪，并提高健康感。

休闲走或健康走（以及一般的运动）一个最重要的组成部分就是好的姿势。身体在一条直线上的正确姿势构成了安全和有效的走路的力学基础，让身体更加高效地运转和做事情。把精神集中在向上、垂直和挺立的姿势上；其次把精力集中在自然和舒适的臂部和腿部动作上。胸部应该挺起来或者扩展开；想象有一条系在你胸骨上的线正在向上拉。在走路的整个过程中，腹肌应当轻轻收缩；想象你的肚脐正在被轻轻地拉向脊柱，而你的脊柱也在轻轻地向肚脐移动。这就使得腹肌与背肌之间发生同时的收缩，帮助你的躯干挺立起来，并通过稳定性来提高核心力量。摆臂应当自然而舒服，在手臂随着对侧的腿摆起来的时候，肘关节应放松（图 4.1）。向前摆臂永远也不要越过身体的中心，让手臂摆起接近体侧就可以了。每一步的长度也应当是舒适的。

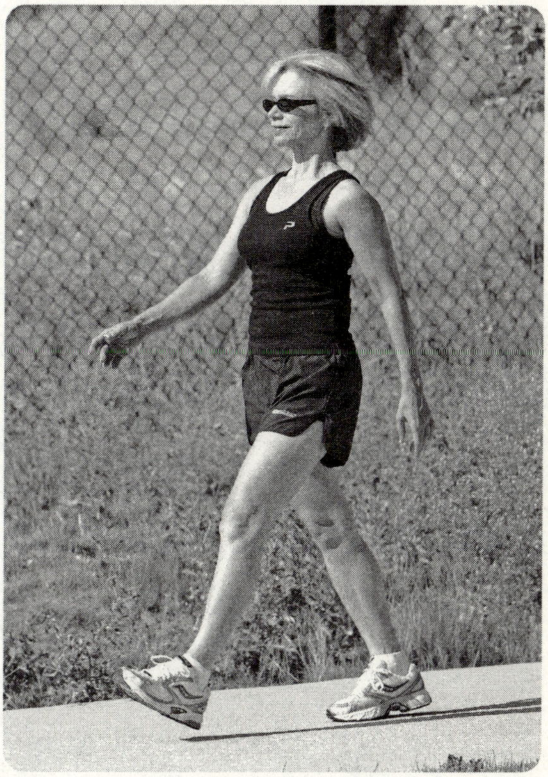

图 4.1　休闲走或健康走的正确姿势

大多数人对休闲走或健康走的要求很快就能适应。一旦你应用休闲走或健康走的技巧达到了理想的水平，如果你的目标是进一步提高体适能水平，那你就可以准备向下一个级别迈进了，即：健身走。健身走和速度走（接下来讨论）是特别为增强心血管耐力而设计的。

健身走

就像休闲走或健康走一样，健身走也很容易做到。不过，这种走路形式的目标是提高有氧体适能水平，改善心肺健康，并通过燃烧更多卡路里来消耗掉更多能量。为了实现这一点，你需要按照用 13 ~ 15 分钟走完 1 英里（1.6 公里）的步速来走，比休闲走或健康走稍微快一点。在进入到这一强度水平之前，你需要完全舒适和顺利地掌握休闲走或健康走的强度和技巧。

当你通过增加每分钟的步数而加快了速度，休闲走或健康走就变成了健身走。通过加快速度而不是增大步幅，你能够保持很好的姿势，保持身体在一条直线上。目标是要增强你的心血管耐力并保持有氧状态；你的强度水平也应该提高到这样一个点上，即：你变得更注意自己的呼吸，但还不是气喘吁吁。你把后面的腿向前带的速度越快，你的走路速度也就越快。

为了增加走路的强度，你可能还想要增大步幅。如果你确实要增大步幅的话，就要注意步幅的加大容易造成身体向前倾。在走路时要注意这点，让前倾从踝关节开始，而不是发生在腰部。髋关节过多地向前收缩或弯曲可以导致腰椎部分的疼痛和不适。

在这个强度水平上，你的手臂动作会加大，肘关节会自动开始弯曲。弯曲的肘关节是步幅加快的结果，以便手臂可以维持更快的摆动；手臂更快的摆动转而引起步幅频率的增加。一定要让手臂的摆动从肩部开始，而不是从肘关节开始。避免像汽车挡风玻璃的雨刷器一样左右摆臂（肘关节接近身体，前臂在低处垂着摆动，越过身体的中心）。手臂的摆动应该和对侧的腿是一致的。作为髋关节自然转动的结果，目标是要产生顺滑和流畅的步态。脚后跟的跟部应该能让前脚和脚趾向小腿的方向抬起来，这样，前脚就能有控制地向下接触地面，避免了拍打或重砸地面。脚应该从脚后跟到脚趾向前卷动着走。健身走的正确姿势见图 4.2。

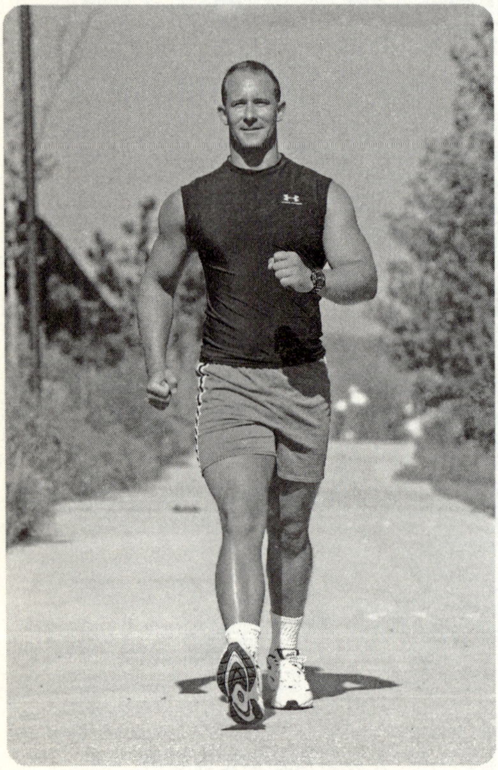

图 4.2　健身走的正确姿势

速度走或竞走

速度走或竞走是寻求高强度身体挑战的人的走路方式，也是增加热量消耗的一种方式。由于步速加快。这种高度定式化的技巧以髋关节的明显转动为特点。由于目标是要达到12分钟完成1.6公里的步速，也就是说，比休闲走或健康走的最快步速还要快4分钟，因此它需要很高的训练水平。据悉，技术极好的竞技型竞走运动员速度可达每小时9~10英里（每小时14~16公里）。即使对于跑步者，这个速度也足以令人敬畏。

对于这个更快的步速，为了增加步幅频率，需要熟练掌握速度走或竞走的技巧。为了有一个更清楚的理解，想一下在跑步中的情况，如果想要增加速度，步幅长度起着重要的作用。但是，走路中的步幅长度是有限的，因为一只脚必须总是保持与地面的接触。为了补偿这一点以达到更快的动作，髋关节必须增加转动，来增加步幅频率。用这个速度来走路需要提高技术和技巧。

在速度走或竞走中，手臂的姿势与健身走中的姿势相同，肘关节弯曲成约90°。随着手臂向前摆动，应当接近身体的中间位置，但摆动不要高过胸骨。在向后摆臂中，手不应该超过臀部的后侧。有意识地把肘关节向回拉，并使其接近身体的两侧。加快摆臂的速度可以增加步幅频率。为了加大步幅的长度，要想着把腿从髋关节更快地向前拉。把精神集中在增加步幅的频率上，而不是集中在加大步幅的长度上。随着你卷动着脚趾，感觉腹肌和髋屈肌开始迅速地把腿向前带动。在你的右腿向前摆动的时候，你的支撑腿（左腿）应该保持伸直。要注意由于步速加快而发生的髋关节转动，髋关节应该向前和向后转动，尽量减少向两侧的运动。你会感觉并注意到，随着腿达到向前交替的最大程度，前面腿的髋关节是向下倾斜的，这就是“定式化动作”的来历。

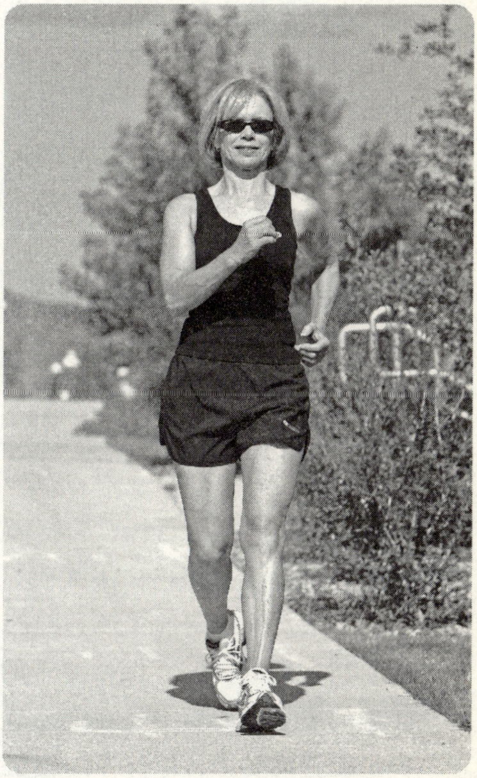

图 4.3 速度走或竞走的正确姿势，每只脚的落点应当形成连续的直线

由于速度走或竞走是一项低冲击性的活动，就可以集中精神把前脚掌保持在地面上，直到前面腿的脚后跟接触到地面。正如所有形式的走路一样，你应该从前脚掌有力地开始出发，让脚从脚后跟到前脚掌顺畅地卷动。但是，在这些较快的走路速度中，脚的落点应该构成一条连续的直线，一只脚的内沿落在另一只脚内沿的前方（图 4.3）。想象你正走在一根拉紧的钢丝上，每只脚的内沿都要落在这条钢丝的一边上。也像在健身走中一样，身体从踝关节微微向前倾。这个略微的前倾可以给你一种更用力的推地感，帮你保持正确的步幅长度。

慢 跑

走路的下一步很自然就是慢跑。慢跑是以较慢或休闲的速度进行小跑或跑步的一种形式，主要目的是为了提高体适能，提高耐力，以及消耗热量。就像走路一样，慢跑也可以在任何时间、任何地点进行，可以单独跑，也可以参加团体跑。走路能带来的健康，跑步全都有：使心脏更健康，改进肌肉状态和力量，缓解压力，并对多种健康问题有所帮助，包括心脏病和关节炎。虽然走路是一项低冲击性的活动，因为一只脚总是与地面接触的，但在慢跑和跑步中，就有了冲击的问题。这是一项高冲击性的运动，特别是对膝关节。不过，冲击性实际上也可以是一件好事情。因为慢跑是一项支撑体重的活动，它可以增强骨质密度，降低骨质疏松症的危险。

慢跑有一个大优点，胜于走路，那就是你可以用更短的时间完成同样的距离；而缺点是，比走路能造成更多的受伤，因为放在肌肉和关节这两者上面的负担更大了。但是，有了合适的鞋和通过伸展做好热身，你可以大大地降低受伤的危险。

正如走路一样，慢跑和跑步同样涉及到腿部有节奏地向前的动作，把身体大块的下肢肌肉作为目标，包括髋屈肌、臀大肌、四头肌和腘绳肌，而腓肠肌和胫前肌在辅助那些肌肉。不太明显、但却同等重要的肌肉是髋外展肌和髋内收肌；它们一般负责稳定髋关节和腿部。躯干肌肉也主动参与进来，在随着你的步子前后自然摆臂的同时，保持躯干的垂直。由于冲击的程度与慢跑和跑步都有关系，正确的躯干姿势对于限制给关节和下背部带来压力是最重要的。想象并做出躯干向上挺直的姿势，保持你的腹肌始终参与到慢跑过程中。通过保持沉肩，拉大肩部与耳朵的距离，保持一个强有力的上身姿势，避免把手臂带得过高。

在跑步的时候，你应该跃起来，把身体的重量均匀地、轻轻地从一只脚转换到另一只脚上(图 4.4)。尽管是这样，你也应该避免向空中跃得太高，还要避免用脚后跟很重地落地。此种形式浪费身体能量，加重运动冲击而造成的损伤。要做出标准的脚部拍地动作，先是用脚后跟的后外部分落地，接着卷动到脚底，最后是前脚掌，然后又以前脚掌开始推离地面。脚后跟很重地落地能产生过度的创伤性力量，实际上会减慢你的速度。如果用脚的中部或者前脚掌落地，会给跟腱更大的压力（对于落地时拍击的反平衡力进行收缩）。

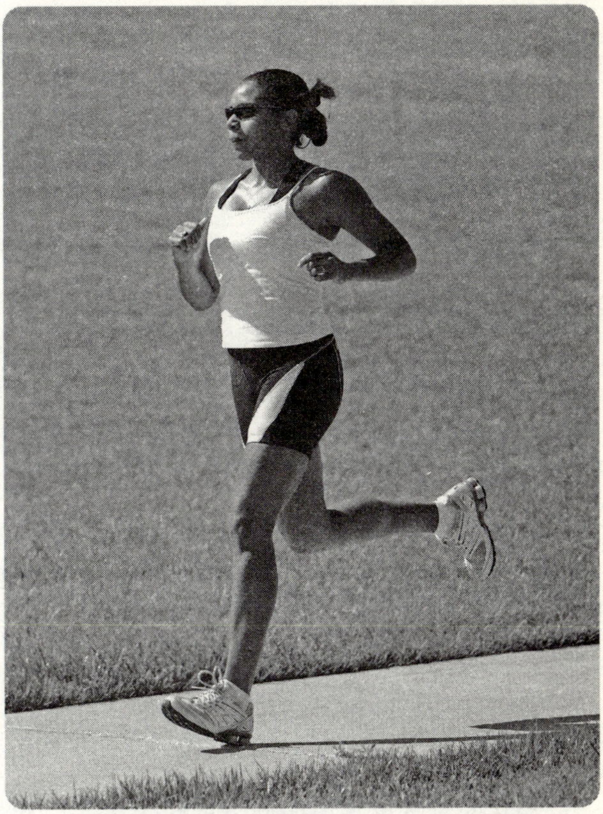

图 4.4　慢跑的正确姿势，脚应该轻拍地面

一双合脚的跑步鞋对于慢跑是最基本的要求。你需要试穿多种样式的鞋，看看哪个样式总体上最合脚。你需要多厚的鞋跟取决于你跑步时脚拍击地面有多用力，你身体的结构和体型可以帮你确定需要多厚的鞋底。与体格较大的人相比，身材较小的人不会因地面而造成严重的冲击，所以用要不从头到尾的缓冲鞋底。由于最大的负荷是在脚后跟以及前脚掌（你二倍的体重之多），就要选择一双在这两个部位都有着最好缓冲作用的鞋。鞋的鞋跟杯应该稳定，并且在脚后跟接触到地面时，能提供侧面（从一边到另一边）的支撑。在你慢跑的时候，你的大脚趾会随着你的步子自然地弯曲和伸展。跑步鞋在前脚那里需要足够灵活，让脚能做到这一点。慢跑的动作还产生脚和脚趾的伸开，所以要让脚在鞋头套里有着足够的空间。多数专家都赞同，有一双舒适的好运动鞋就足够了；不过，正如我们在走路中推荐的那样，选择一双做得很好的高性能跑步鞋是一个好主意，因为它是专门为跑步而设计的，会帮助你避免受伤。如果你花时间选择了合适的鞋，你的脚不仅会表现得更好，它们还会感觉更舒服！

总的说来，想要保持或提高你的心血管健康水平，慢跑是一种高效率并且有作用的方式。它还为跑步做好了完美的准备，对于你的心血管晨练，跑步是下一个强度水平的高冲击性活动。

跑 步

跑步是世界上最受人们欢迎的运动形式之一，因为实际上每个人都能做到。跑步就是我的运动选择！人们为多种原因开始跑步。很多人想要减轻体重，有些人这么做是为了补充在运动方面付出的努力，而其他人是听从了医生或专家让他们加强脚部和腿部肌肉的建议而开始跑步的。然后，还有一些人这么做是为了享受这项运动的纯粹乐趣，几乎是一种冥想的形式，是一个集中精神、让自己沉浸其中的机会。许多跑步者得到的不仅仅是身体上的好处。那些跑长距离（多于 20 分钟）的跑步者和慢跑者往往能体验到脑内啡肽的释放，通常说就是“跑步者的高潮”。对于一些人，这种兴奋的感觉起到的是压力释放的作用；而对于另一些人，起到的作用是一种冥想的形式。跑步既有利于精神，又有利于身体的健康，这对走路者也适用。

跑步的身体动作和慢跑是完全相同的，只是跑的速度更快一些。如果你想要提高热量消耗和心肺健康，跑步就是慢跑接下来合乎逻辑的发展。跑步比慢跑能燃烧更多的热量，因为它的强度更高，这样，你在长跑中可以消耗更多的氧气。消耗的氧气更多说明燃烧的热量更多。根据美国运动委员会（2003 年）的资料，一个体重 160 磅（73 千克）的人每小时跑 6 英里（9.6 公里），每分钟能够燃烧 125 卡路里。对于相同的运动时间量，如果体重更大或速度加快，可以燃烧更多的热量；而体重更轻或速度降低则燃烧更少的热量。

就像慢跑一样，跑步和不少健康上的益处都有关系，其中最重要的就是加强心肺。跑步比起慢跑的好处是，它只需要更短的时间。如果体重管理是你的目标之一，那么，跑步能燃烧更多热量这一事实就使之成为了一项理想的运动。但同时，由于冲击程度比较高，会导致更多的关节受伤，所以，跑步也分担着与慢跑相同的缺点。但是，有了合适的鞋以及通过训练和伸展做好热身，你可以大大降低这个风险。关于如何挑选合适的跑步鞋，请见慢跑部分。

跑步的身体动作和慢跑的身体动作实际上完全相同。跑步涉及了腿部有节奏地向前的动作，把身体的大块下肢肌肉作为目标，包括髋屈肌、臀大肌、四头肌、腘绳肌、腓肠肌和胫前肌。在跑步和慢跑中，由于冲击发生在脚后跟接触地面的时候，腘绳肌和腓肠肌更容易得到最大的使用。脚后跟的接触让小腿得到了伸展，减轻了对于那一部位和跟腱的压力，促进了更好的吸震。髋外展肌和髋内收肌参与运动的方式和慢跑是一样的，目的是负责稳定腿部，做出正确的步态。如果你能保持正确的姿势，你的整个核心（腹部、背部和上半身肌肉）都会受益，因为你需要它们来稳定躯干。

就像我们在慢跑中讨论过的那样，上身姿势的稳定性对于跑步也很重要。让你的手臂前后自然摆动，避免把手臂抬得太高，才能让锻炼的效率更高。你应该用脚后跟先着地，而不是用前脚掌先落地。脚后跟应该先触到地面，然后是脚弓，接着才是前脚掌，最后是脚趾。你要从前脚掌开始离地——然后进入下一步。我们建议不要让前脚掌先落地，因为那样的话，小腿肌肉就得不到机会伸展，会一直保持在收缩的状态，造成小腿紧张。尽管任何形式的跑步都会让小腿肌肉变短，但是用前脚掌来跑步实际上会使这种情况更糟（尽管可能会帮助你跑得更快）。

遇到小山或者上坡的时候，要让身体从踝关节开始向前倾，而不是从髋关节或腰部向前倾（图 4.5）。这个技巧可以让你保持步幅，并保持躯干的挺直。在接近下坡的时候，身体略微向后倾（图 4.6），身体倾斜的程度应该以下坡的坡度为基础。在下坡跑的时候，要一直精神集中和专心地保持垂直的姿势。如果跑步的速度加快，那么摆臂动作的频率也要增加。手臂不要越过身体的中线，也不要像摇孩子那样地摆到身体前面来。把手臂保持在体侧，让手臂和对侧腿一起自然摆动。

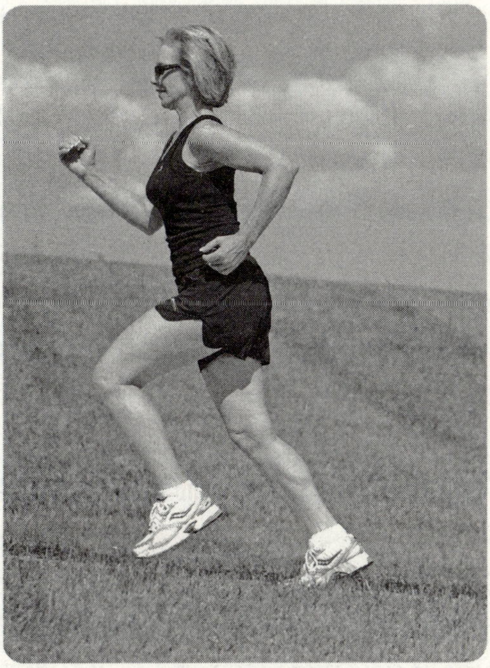

图 4.5　上坡跑

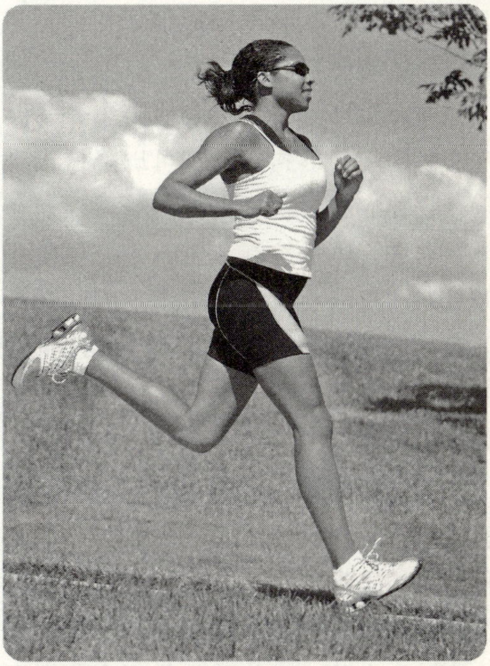

图 4.6　下坡跑

有一个重点要考虑的问题是在哪里跑步安全。有一个跑步的同伴对于保持安全是最好的。很多地方都有跑步俱乐部，能够提供定期的团体跑，这是一个联络和找到跑步同伴的好方式。考虑到关节和肌肉的安全性，还要想好跑步的路面。土路和有碎木屑的小径一般风景会更好，而且对关节也有更多的缓冲作用。一个有代表性的跑步者每英里可以跑 1500 步，或者说每公里跑 900 步！考虑到每一次你落地，几乎有三倍体重的量都放在了关节上，这对于身体关节的压力可以说是非常大的。在软一些的路面上跑步，并且在跑步之后做一做伸展，对于降低膝关节、胫部、踝关节和下背部的受伤风险都有所帮助。

骑　车

你知道在美国有 3300 多万成年人骑车吗？从消遣的程度上说，这个数字还在继续增长。由于对心血管运动的兴趣在增加，人们对于骑车的兴趣也在增加。很多人都在寻求既无冲击而又熟悉的有氧活动；骑车就符合这些要求，因为它是许多人在年轻时候就学会了的一项活动。另外，由于燃油价格的浮动和环境意识的发展，骑车已经变成了机动车交通的一种替代。自行车是一种效率极高的交通工具；事实上，骑车比其他任何的行进方式效率都要高——包括走路！人的身体就是高效的燃料。

每天让自己呼吸费力地骑车——但不是喘不上来气——是有氧运动有效而且有乐趣的一种形式。骑车可以降低出现这些严重情况的风险，如：心脏病、高血压、肥胖症和最常见类型的糖尿病。正如多数有氧活动一样，骑车也能通过消耗热量来进行体重控制。骑车是一项使用特定肌肉的活动，主要集中在四头肌和腘绳肌，在提高心血管健康水平的同时，能让腿部力量也有所增强。锻炼腿部还可以提高髋关节的灵活性，这能帮助你改善在日常活动中做事情的能力。总的来说，骑车是加强下半身肌肉的一种非常好的方式，用来帮助我们克服日常生活中的身体压力。

多数骑车的人还说，骑车不仅能改善他们的身体健康状况，而且对于他们的感觉也有着积极的作用。多数骑车的人都可以分享到一种成就感，还有一种独立和自由的感觉。对于众多骑车人，也许这就是为什么它不仅仅是一项运动、也不仅仅是一种交通工具的原因——它是一种激情。最后，户外骑车能够让你冥想，并接触大自然。户外骑行是观察你周围大地景色的一种很好的方式，让你在欣赏着自然美景的同时提高体适能水平。

骑车是一项无冲击性的活动，所以，对于走路或跑步是一个非常好的替换。用身体下半部分进行蹬踏的动作，可以对四头肌、腘绳肌和踝关节产生推和拉的动作，目标是让脚和腿产生顺畅和同步的运动，以便脚能够跟着脚蹬的转动以高效的圆形动作“飞转”。脚、小腿、大腿和骨盆扮演着联合杠杆的角色，肌肉提供的力量产生于踝关节、膝关节和髋关节的弯曲和伸展。肌肉的力量会根据其长度而发生变化；骑车人的力量越强，他们能发挥的力量也就越大。

在骑车的时候，要保持腹部和背部伸肌的参与，并在肩部区域维持一个有力而稳定的基础，让肩部保持向下沉，远离耳朵。想着你正在把肩部朝着衣服后兜的方向下滑，这是一个有帮助的想象。你的手和手腕应该保持在居中的位置上；避免将车把握得太紧。保持膝关节在向前行进的时候要超过脚，注意不要让膝关节左右摆动。在你的脚趾转到这个动作底部的时候，应当从视线中消失。

当今的骑车装备千变万化。有众多的样式和那么多的价格，你怎么知道哪个对你最合适呢？这些选择真可以说是无法抵御的。一个好的专业自行车商店通常是最好的信息源。在进自行车商店之前，你需要先让自己弄清楚一些东西，考虑好在哪里骑和怎么骑。你主要是在公路骑，还是主要在公园里和小道上骑呢？你是在找一辆可以支撑背部的自行车吗？你想通过比赛挑战自我吗？在本节的后面部分，我们将描述这三种常见类型的自行车。你选择的活动将决定你需要哪种自行车。一旦你选定了自己的活动，一个专业的自行车商店就可以帮助你选择合适的自行车。

安全和预防在骑车中很关键，某些装备也是必不可少的。采取必要的预防措施防止受伤很重要，要让这种令人兴奋的运动方式同时也是安全的。因意外导致的头部受伤和其他受伤是骑车中最常发生的。为了避免在跌倒的时候头部受伤，建议配备一个为吸收冲击力量而设计的头盔。头盔应贴紧头部，戴在头上不要向后推得太远。自行车应该配备正面、侧面和后面的反光灯。在土路上骑车或者在夜间骑车的人还应该穿上能反光的衣服。

鞋是骑车中的另一项重要装备。虽然穿一双休闲鞋就能骑车，不过，花些时间来买一双适合的骑车鞋可以给你的骑车活动带来很大变化。骑车鞋的鞋底很硬，能帮助把身体的力量从脚传递到脚蹬上，同时保护你的双脚。软底的运动鞋在蹬踏的时候会让你的脚弓向下塌，引起疼痛和跟腱问题，并引起脚底的灼烧感。骑车鞋应该舒服合适，这样脚就不会来回动了。骑车鞋上有着带特殊固定点的固定扣，可以把鞋系在脚蹬上。如果你穿休闲鞋的话，鞋在前脚掌处应当灵活，而不是在鞋的中心能弯曲，这样在蹬踏的时候就能让脚的前面部分产生力量。

有三种主要的骑车方式：公路骑车、靠背式骑车和竞赛骑车。每种方式都要求用特定的自行车，并且都有着独特的构成因素以及要考虑的方面。

公路骑车

公路自行车是为了在铺好的道路上使用而设计的，对于通勤、健身或者休闲骑和旅行都是非常理想的。许多人选择公路骑车纯粹是为了从探索新路、到户外接触大自然以及从享受耐力骑行的心血管益处中得到乐趣。在大多数情况下，从这项活动的训练中能取得多少收获，取决于骑车的距离和强度。你可以进行休闲骑，用舒服的速度来运动；或者，你也可以沿着一条顶风的长路骑，在欣赏美景的同时提高心血管耐力。那些对骑车着迷的人可以选择长距离的骑行，一天完成 30 ~ 50 英里（48 ~ 80 公里）的路程，进一步提高他们的体适能水平。对于提高心血管耐力、腿部力量和总体的身体健康状况，公路骑车是一种非常好的方式。

在你的下肢进行蹬踏动作使自行车保持前进的时候，公路骑车需要的是直立的姿势（图 4.7）。这就迫使腹肌和背伸肌（躯干的稳定肌肉）收缩，来保持你的身体直立。你的手臂应完全伸展开，轻握车把。

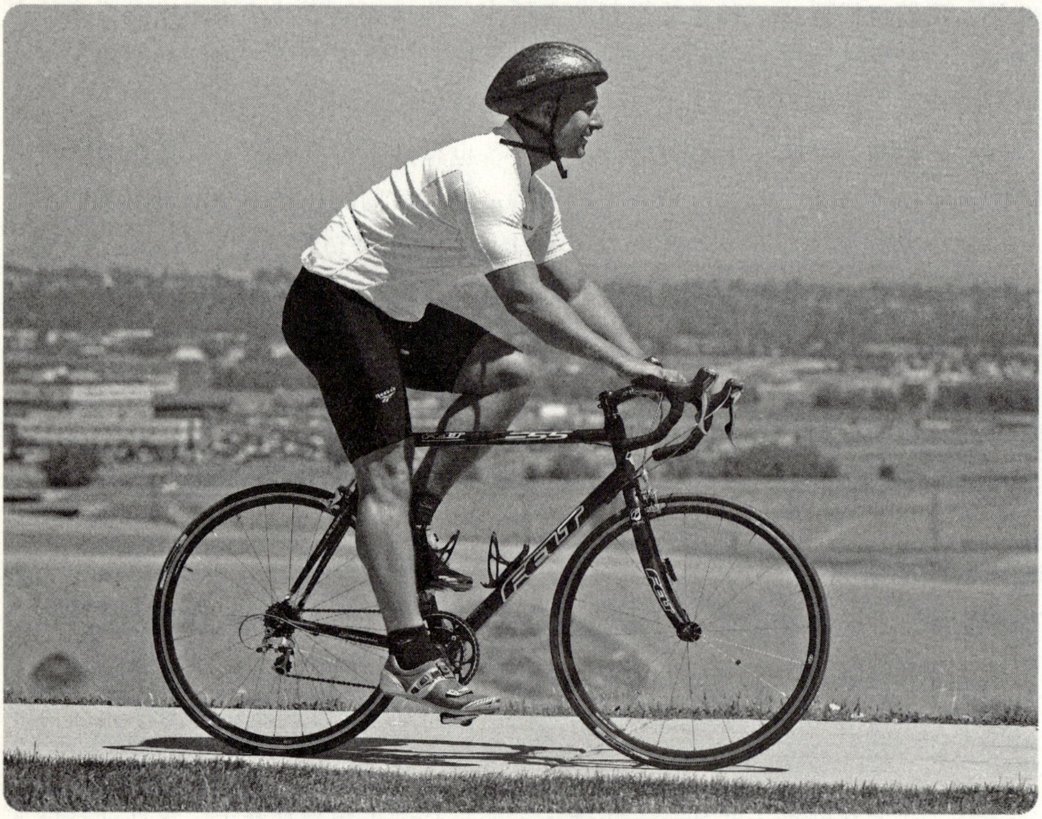

图 4.7　公路骑车的正确姿势

如果想进行有挑战性的训练，可以选择包括斜面和连续坡路的路线。这可以增加骑车的强度，消耗更多的热量，并对骑车产生出更多间歇训练的效果。骑车上坡时需要的爆发能量，可以帮助你获得腿部的力量以及用更高强度骑更长时间的能力，因而会提高你的耐力和总体的体适能水平。为了做出最好的动作，你的姿势应该根据上坡骑还是下坡骑而进行调节。上坡骑要求在姿势上有所变化，更多地使用腘绳肌帮助你完成爬坡的动力。你的躯干会更加向前屈；你应该从髋关节开始扭动，而不要把肩部弓起来。随着你更加用力地蹬踏，这个姿势可以迫使你的躯干稳定地工作，来保持这个有力而稳定的姿势。在爬坡骑或者顶着强风骑的时候，你可能需要在车座上把身体的重量向后移一点，更多地使用腘绳肌和臀肌。你的手在车把上应该成展开的姿势，手指放松，不要握得太紧。

查一查你的社区报纸，或者在网上查一下，找出你那个地方景色秀丽的小道和路线。比起闯入交通繁忙的街道上，这是最安全的骑车方式，因为街上有大量的交通信号灯，会干扰你骑车。你或许还能找到慈善会的骑车，虽然没有竞争性，但却有着乐趣。

靠背式骑车

舒适是这种骑车形式的关键。有了一辆靠背式自行车，就表示有了一张带轮子的草坪躺椅，你用斜靠的姿势骑行，有靠背来支撑下背部，这样，你在髋关节以上的整个上半身都是放松的。车座通常有点大，让骑行更舒服。更低的重心还可以产生更好的平衡性。建议那些背部有问题的人可以进行靠背式骑车，因为车座有背部的支撑。对于那些健康状况有问题的人，比如有关节炎的人，或者对于那些在有氧运动中需要舒服的人，这都是非常理想的。但是，不要让姿势蒙蔽了你；就像直立的骑车一样，它也能提供充分的心血管锻炼。靠背式骑车证明是一项合格且非常好的交叉训练活动，可以添加到你的早晨锻炼安排中。因为它吸收了腘绳肌和四头肌的不同动作，并挑战你的平衡能力，靠背式骑车为你的训练计划增添了多样性。

靠背式自行车的结构与公路自行车不同，所以要求在姿势上也有变化。腿的蹬踏动作和公路骑车中是一样的，但由于斜靠的姿势，动作是从腘绳肌、而不是从四头肌开始的。手臂在身体前展开，保持的位置比在公路骑车中高一些。上身的稳定性在这里非常重要，所以，要保持沉肩，让肩部远离耳朵，而同时保持挺拔直立的姿势。人们很容易就犯懒靠在靠背上，让躯干就“赖在那儿”了。不要这样做，而是要集中保持腹肌和背伸肌的参与，迫使起稳定作用的肌肉进行工作，来保持躯干的直立姿势（图 4.8）。因为这个姿势和公路骑车有些不同，最好先在车少的地方练习一下，比如空旷的大停车场，来完善自己的技巧和平衡。一旦有了信心，你就可以向公路和小道出发了，你可以在那里体验到多种地势，并在享受美好时光的同时达到目的地。

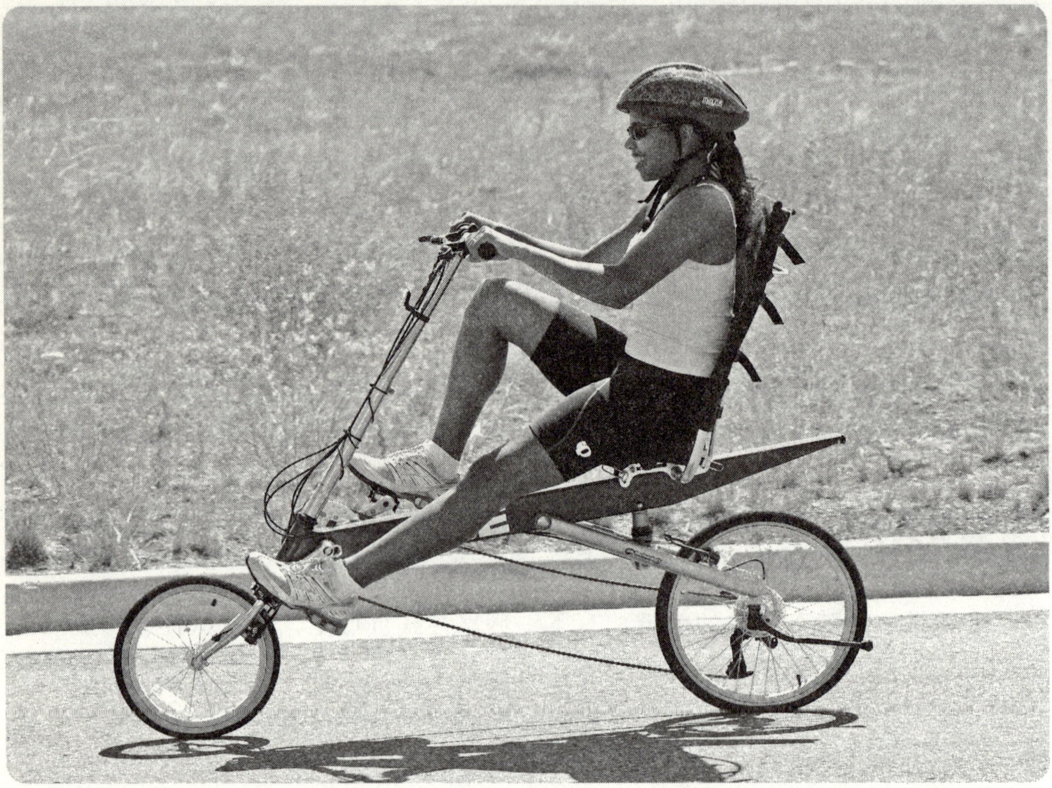

图 4.8　靠背式骑车的正确姿势

骑赛车

一辆赛车（竞赛自行车）在效率上是极限；它重量很轻，是专为那些在铺好的路面上用力快骑的人设计的。如果你天性争强好胜，那么，竞赛骑车可能是一个很好的选择，可以为骑车或早晨的锻炼增添多样性。不论你喜欢和其他车手进行比赛，还是和时间进行比赛，竞赛骑行都是一项在开始前要求有很强骑车基础的技巧。因为提高速度和动力是目标，所以，比起公路骑车和靠背式骑车，竞赛骑车是以高强度进行的，会引起更强的心肺反应。

由于蹬踏的速度是一个习惯性反应，在开始竞赛骑车之前，鼓励加快蹬踏速度的练习应该被引入到正常的锻炼中。像“加快骑”这样的练习，是在中等阻力的情况下、按照有规律的间歇不断加快节奏的；还有“猛冲骑”，是在中高阻力到高阻力的骑行中进行，逐渐地、有控制地加快节奏，通常出现在爬坡中。为了应对增加了的骑车要求，这样的练习会帮你做好准备。

在竞赛骑车中所需要的肌肉，跟骑车的主要部分中描述的相同，四头肌、腘绳肌和臀肌是主要的动力源。腿部使劲蹬踏的动作跟公路骑车的动作是一致的；不过，这里的特点就是蹬踏的速度非常快。你能转动脚蹬的速度越快，你就越能在最短的时间量里完成更长的距离。你需要适应在比赛中让脚蹬最高效地飞转的技巧和姿势。一般来说，因为速度是重点，所以竞赛骑车是用很快的节奏(或高蹬踏率)、在阻力很小的地面上进行的，比如在平坦的地势上。这样的骑车形式采取坐姿和站姿都可以，后者往往用来向终点线冲刺。在坐着骑的时候，因为“坐骨”压进了车座里，所以坐姿会更加直立。髋关节是扭动的，而躯干保持挺起。腹肌和背伸肌都参与运动。在脚蹬到达最下面中心点的时候，膝关节是略微弯曲的。脚蹬与地面基本平行（图 4.9a）。从车座上抬起身的时候，髋关节的位置在车座上方，而同时骨盆和躯干保持在一条有力的中立直线上（图 4.9b）。

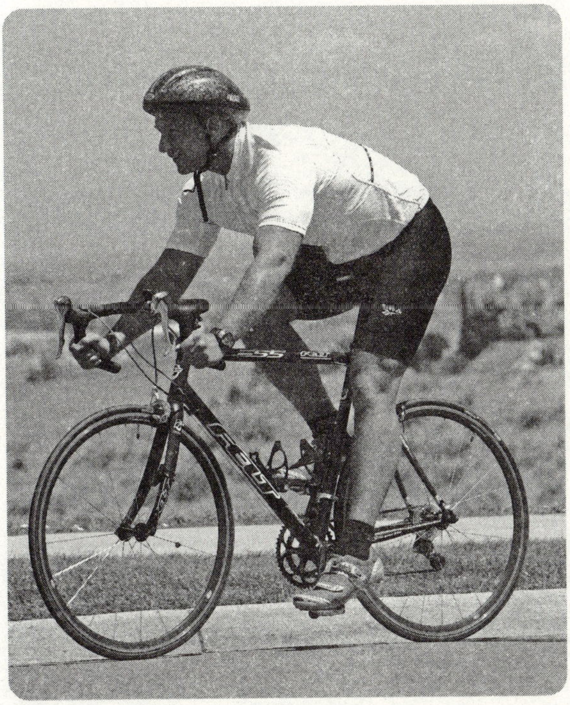
a

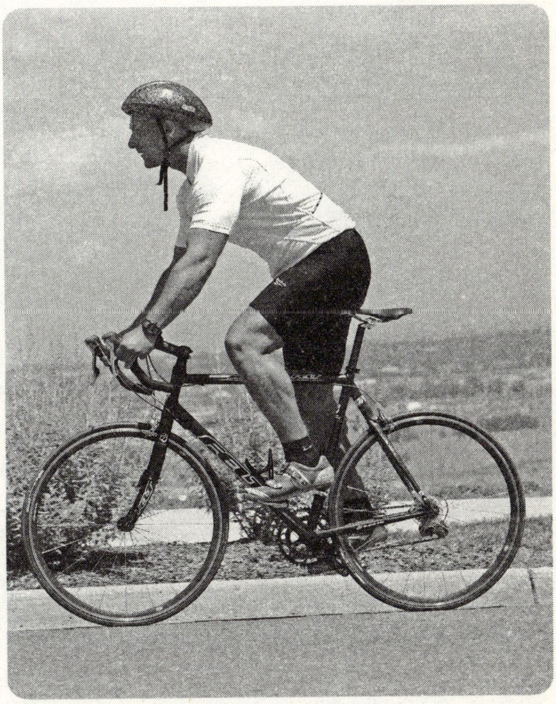
b

图 4.9 竞赛骑行的正确姿势 (a) 坐姿，(b) 站姿

自行车比赛可以是个人的努力，也可以是团队的努力。你不必非要成为一名精英赛车手不可。许多社区和组织都有初学者课程，能帮助你开始这项令人兴奋的快速运动。在这些课程中，你可以学到更具竞争力的策略、规则、计分、礼仪、营养、水分补充、冲刺训练、在团体里骑车、自行车保养以及比赛日有什么要求。在美国各地和世界各国还有着为数众多的自行车比赛俱乐部。在你的地方参加一个俱乐部是一种很好的方式，可以结识兴趣相投的人，学到关于骑车的更多东西，参加一个车队，跟其他人一起比赛，并且保持成功和获胜的内在动力。

5

室内活动

这听起来像不像你的一天？早上6点起床，煮咖啡，急急忙忙地冲个澡，穿好衣服并做好工作准备，叫孩子们起床，做早饭。然后，安排午饭或日常事务，给孩子们穿衣服，遛狗，把孩子们拖到保姆那儿去或者送上校车，跑出门去工作——你自己几乎都不够时间吃东西，更别说运动了！想一想我们现在生活的是个快节奏的社会，想一想我们在一天之内要完成多少事情，我们对于节省时间和便利的运动方式的需求是非常重要的。尽管户外运动可以让你走出家门，但有时恶劣的天气加上一天的疯忙，让你没有足够的时间来为户外活动做准备。在家里或在健身场所进行室内运动，给了你进行锻炼的多种选择，而不必与天气打交道；同时也给了你进行交叉训练的好机会，如果你愿意选择的话，实际上可以在一次健身中进行两种或多种形式的运动。

本章讨论的是各种室内训练的选择。尽管不用任何器械也可以进行室内锻炼，但是现在有了为复制心血管活动而设计的大量器械，从走路到滑雪都有，也有强度的选择，跟你在室外要面对的大部分强度变化因素都能相匹配。在健康和心血管方面，你在室内也可以取得和户外同样的收获。

我们在本章中描述的所有选择，在你当地的健康或健身场所都可以马上用得到。你所在俱乐部的客服代表会指导你，让你对不熟悉的每件器械进行操作。你在整个锻炼期间所需要的就是健康俱乐部的一张会员卡、一双合适的鞋、你的

MP3 播放器和水，如果俱乐部不提供毛巾的话，就自己准备一条毛巾。

如果在家锻炼对你更为方便，商用级的器械制造商可以为你提供在健康俱乐部使用的那些器械的家用型。这些型号比商用型的更便宜，质量也很好。但如果家里很多人都在你的家庭健身房使用一个器械的话，你还是要考虑一个商用级的型号，因为那是为了能经得住每天多名使用者而生产的。家里有锻炼器械提供了便利性，在你不能到户外或去健身房的日子里也能保持锻炼步入正轨。

本章还讲到了室内的水中锻炼。水中运动是锻炼心脏和增强肌肉力量的一个好方法。让身体穿过水而运动，能通过使用水的阻力而增加锻炼的强度。这里开发出的水中活动实际上在室内或户外都可以进行。不过，由于很多健康俱乐部和娱乐场所都提供室内游泳池，我们就把它们包括在室内部分了，让水中锻炼成为一个常年的活动。

跑步机

跑步机大概是当今健身房里最受欢迎的运动器械了。在早上的时候，如果你看到健身房或健身场所的每台跑步机都在使用之中，那也不是什么不寻常的事情。这是增强心血管耐力，提高速度和改善平衡性的一种非常好的方式。跑步机运动基本上就是原地的走路、慢跑和跑步。它能让你把走路或跑步计划拿到室内来进行，在室内你也可以保持步子的速度。在走路、慢跑和跑步中使用的力学在这里全部适用，而区别就是，你什么地方也去不了。

当你在跑步机上走路或跑步的时候，运动中的主要肌肉有：四头肌、腘绳肌和臀肌，还有腓肠肌（腿肚子的大块肌肉）、胫前肌（小腿肌肉）和踝关节。就像在所有直立活动中的一样，也需要腹肌和背伸肌来保持躯干挺直，需要髋外展肌和髋内收肌来保持步态的稳定。在跑步机上走路或跑步的好处就是，你一般是在有缓冲的表面上进行运动的，比起在水泥或沥青路面上走路或跑步，就减少了对关节的冲击。与户外跑步的路面相比，跑步机的跑带更加灵活，吸震性更高，所以，如果你的膝关节或髋关节有问题，在跑步机上跑步对你来说可以是最好的选择。

在跑步机上运动的时候，有很多锻炼选择都可以用。多数跑步机都有速度和坡度的变量，为你提供了在整个常规中改变强度的机会。你可以模仿户外锻炼，并使用这些变量为锻炼增添挑战或变化。这些选择能让你向着更健康的目标努力，而同时又提高你的心血管反应，并燃烧热量。在跑步机上，你还可以进行间歇训练，在高强度时间段的锻炼之间设定强度较低的休息时间段。间歇训练是一种非常好的方式，可以训练身体在较长的时间段内以较高的强度来运转，最终提高心血管的能力和燃烧更多的热量。关于间歇训练更完整的讨论，请见第 6 章。

下面几条指导方针可以帮助你在跑步机锻炼期间保持正确的姿势，使日常锻炼发挥最大的作用。正确的全身技巧，请见图 5.1。

- **步法**。当脚向前迈并且脚后跟接触到跑带的时候，把脚趾抬起来，向前卷动到脚的外侧上面（但要把整个鞋底保持在跑带上）。随着脚在身体下面通过，伸直膝关节，用前脚掌向下去压跑带，保持压力，直到脚趾离开跑带。
- **髋关节的动作**。让髋关节随着双腿向前和向后的动作自然地摆动。集中精神保持肩部放松，面对前方。
- **摆臂**。让手臂贴近体侧，随着对侧的腿自然摆动，腿向前和向后的方向与髋关节相同。在加快速度的时候，双臂略微弯曲成直角，随着双腿的节奏更快地摆臂。

当你第一次尝试跑步机的时候，由于是在跑带上运动，你可能会觉得自己的平衡受到了挑战，在一开始的时候抓住跑步机上的扶手很重要。当你获得了信心，平衡性也改进了，你就可以松开手，摆动手臂，就像在街上走路一样。先从走路开始，直到你对这个速度和平衡都感觉舒服了，再增加在平面上的速度。这让你肌肉的本体感受器（检查施加在身体各处压力的传感器）为你选择增加速度和坡度而做好准备。

在跑步机上走路，一开始感觉有点尴尬，但是要保持步幅的长度和脚后跟触地，就好像你是在地面上走路一样。注意刚开始不要把速度设定得太快，不然你有可能从跑步机的后面摔下去。所有的跑步机都有一条安全带，你可以把它系在衬衫上。如果你要摔倒的话，它可以自动停住跑步机。在你完成了跑步机上的第一次锻炼之后，把

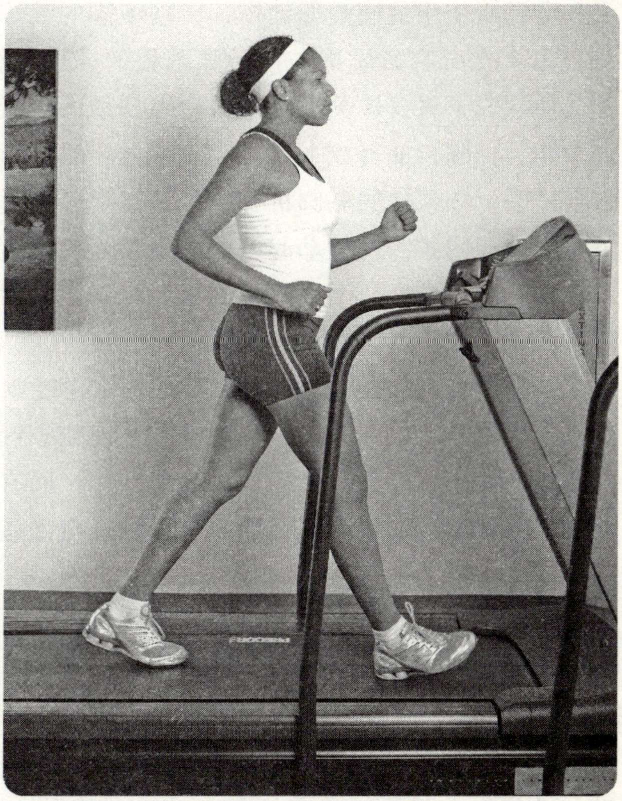

图 5.1　在跑步机上走路或跑步的正确姿势

跑步机停住，握住扶手，用两三分钟站住不动，直到你觉得自己平静下来了。有些人会感到有点头昏眼花，直到他们习惯在一个地方走路的动作就好了。

跑步机锻炼方便、有效、收获大。你可以按照自己的步速进行锻炼，天气不是问题，而且有多种可用的训练选择（我们在后面章节中将与你分享），也不会无聊。穿上你的走路鞋或跑步鞋，运动起来吧！

椭圆机

厌倦跑步机了吗？想要找一个骑车的替代吗？你正在市场上寻找一种能让你塑形、而又不会使膝关节太辛苦的心血管锻炼方式吗？那么，椭圆机对你可能就很理想。椭圆机提供的是低冲击性的锻炼，关节上不费力，也能让你有运动全身的感觉。椭圆机对于所有的体适能水平都适合，是一个改善交叉训练的很好的锻炼方法，和使用跑步机或越野滑雪机燃烧的热量一样多。如果你对现有的健身常规感到了厌烦的话，椭圆机就可以使锻炼多样化，并使你依然保有动力。

椭圆机最大的好处是它所形成的动作。椭圆机的动作模仿走路、爬台阶、骑车和滑雪所使用的椭圆形动作，实现不同的锻炼组合。在大多数情况下，因为双脚根本上在所有时候都是接触脚踏板的，这项锻炼可以被划分为无冲击的这一类，使它成了对身体关节的冲击能降到最低的锻炼。再加上它能提供脚踏板的反向动作，椭圆机就自成一体。有些型号还提供双动的扶手，让你把上身的运动也包括进去。如果你的椭圆机有扶手并且你已经达到了适当平衡的话，你可以让手臂与走路相同的方式运动起来，燃烧额外的热量。不论有没有扶手，椭圆机都有能让你调节的坡度，增加热量的消耗。有了椭圆机，你能够进行心血管耐力的锻炼或间歇训练，就像在跑步机上一样。

如同跑步机那样，椭圆机在俱乐部非常受欢迎。不过，制造商在可以接受的价位上也提供了家用型，让你能够方便地在家锻炼。就像商用型一样，家用型也有不同的样式，有的只包括下半身的动作，而有的提供了扶手，把上半身也纳入锻炼之中了。多样化的选择让你可以挑选出最适合你的器械，帮你实现自己的目标。

由于椭圆机模仿多种动作，四头肌、腘绳肌、腓肠肌、胫前肌和踝关节都参加到了这个运动的过程中。在使用扶手的时候，三角肌（肩部肌肉）、背阔肌（背部肌肉）、二头肌和三头肌也都参与了进来。随着腹肌和背伸肌同时收缩来保持躯干的直立姿势，躯干也活动起来了，上半身位置的肌肉也参与进来，支持手臂的动作。在保持正确姿势和全身紧密结合的同时，这就提供了一个理想的环境，来提高躯干的稳定性。

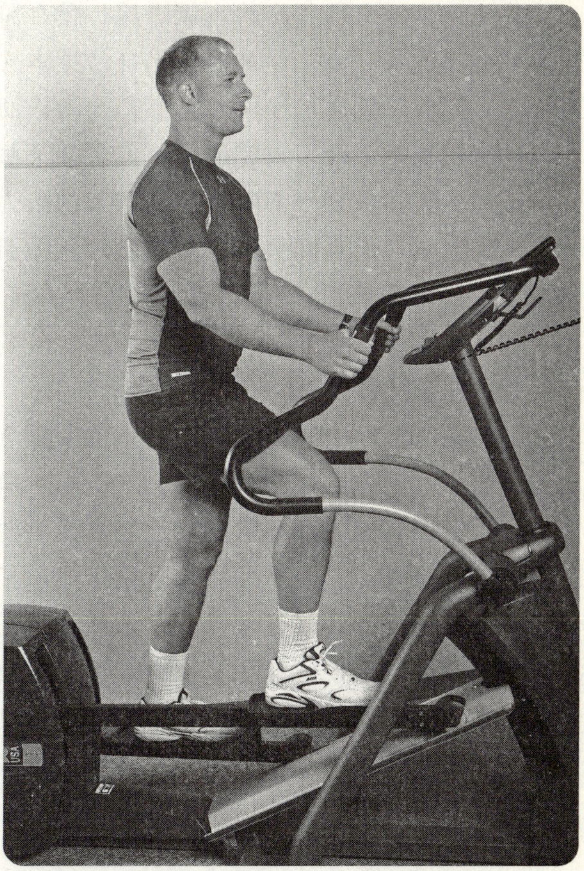

图 5.2　使用椭圆机的正确姿势

如果使用正确，椭圆机提供的是一项既富有挑战性又有效的低冲击性锻炼，和跑步是一个很好的替换，尤其是因为它对膝关节和髋关节的压力比较小。在使用椭圆机的时候，正确的姿势参见图 5.2。为了保证正确的姿势，在第一次使用这个器械之前，要遵照制造商或你所在健康俱乐部的指导事项。一定要确保把你的脚整个都保持在脚踏板上，以均匀的步伐做出顺畅的蹬踏动作，避免因蹬踏动作而弹起来。在使用反向模式的时候，把你的身体重量向后移一些。避免靠在扶手上或者倚进到扶手里；而是要努力地去蹬，就像是你没有在依靠它们一样。不要增加重量，因为这样会影响或干扰你的步姿。也一定不要在椭圆机上加上太多的阻力，因为那样会给膝关节带来压力。穿一双舒服的交叉训练鞋，鞋的侧面要有好的支撑，鞋头套的空间够大。鞋不需要有额外的缓冲鞋底，因为它从根本上说是一项低冲击性或无冲击性的活动。

爬台阶机

如果你爬台阶的速度更快，那么，爬台阶机对你的心血管晨练会是个好的选择。对于如今的有氧锻炼，爬台阶机是正在使用中的最受欢迎的健身器械之一。爬台阶的动作不是新鲜事。多年以来，体育教练都一直使用体育场的露天看台以及一段楼梯来训练运动员。有一些评论指出，椭圆机已经取代了爬台阶机的市场，因为椭圆机的滑雪型动作和上坡能够为有氧锻炼提供更丰富的多样性，而同时限制了对关节的冲击。不过，爬台阶机已经被证明是非常有效的，因为它能提供比跑步冲击性更小的有氧锻炼；爬台阶机还能帮助增强下半身肌肉，因为随着你迈出的每一步，你都要抬起自己身体的重量。

爬台阶机通过让你做出攀爬的动作而提供有氧锻炼，这个动作是通过把独立的脚踏板推上推下来完成的，或者在某些型号的器械中，是通过爬旋转楼梯来完成的。大多数型号都能提供可调节的阻力和速度变量来改变强度。在爬台阶中使用的主要肌肉是四头肌、髋屈肌和腘绳肌，辅助肌肉有腓肠肌、比目鱼肌（腿肚子下面的肌肉）、胫前肌和踝关节。在你向下推动踏板做出爬台阶的动作时，髋屈肌必须收缩和伸展。就是这个爬台阶的动作能促进增强心血管反应，同时还能加强肌肉力量。

在爬台阶中，正确的姿势非常重要（图 5.3）。用腹肌和背伸肌的参与，来保持挺直和稳定的姿势。保持胸部挺起，避免让身体向前倾，然后把全身重量都放在手臂上，因为那样做的话，就会使主要进行下半身锻炼的目的失效，还会扭伤背部和颈部。一些型号提供了位于显示板上方的直立扶手，帮助你保持直立。在你觉得疲劳的时候，可以利用这些；但是再说一遍，要避免靠在它们上面。可以降低强度，以便你能用最少的辅助来独自保持直立的姿势。在爬台阶机上保持足够的阻力，以便你能控制自己爬台阶的动作，而不会把骨盆向两侧晃动。让脚保持平着踩在脚踏板上，在一个舒服的范围内运动，不要失去身体的一条直线。注意不要让脚踏板降到最低点。高度越高，脚踏板动得越快，所以你必须要让身体更快地运动，才能跟得上器械的速度。为了得到最积极的好处，在整个的这个强度变化中保持正确的姿势很重要。你应该穿一双能提供侧面稳定支撑的舒服的交叉训练鞋。缓冲鞋底会有帮助，但因为这是一项无冲击性的活动，所以它不是主要的中心问题。

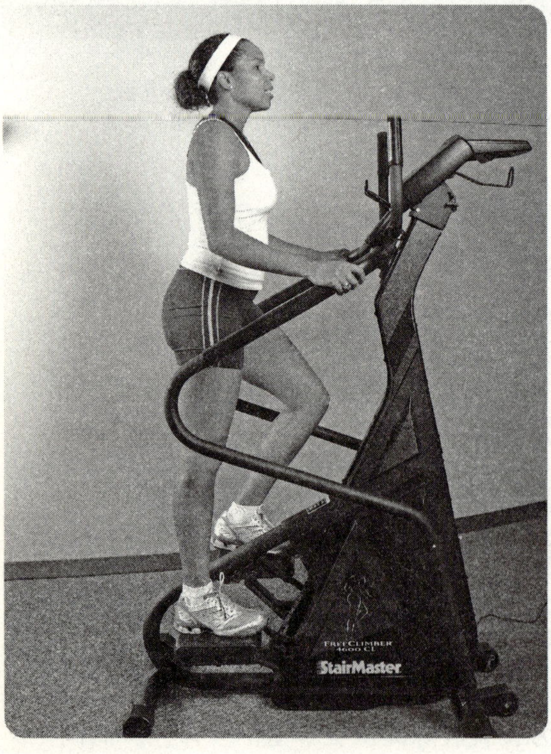

图 5.3　使用爬台阶机的正确姿势

爬台阶机也是一种很好的方式，能让你为其他活动做好身体上的准备。如果你喜欢远足和攀岩，爬台阶的动作就能够帮助你为那些活动的要求做好准备，而同时还可以提高并挑战你的体适能水平。它是一项真正能让你达到新高的心血管活动！

动感单车

恶劣的天气阻碍了你在早晨的锻炼吗？你正寻求在一项无冲击性的活动里进行交叉训练的方式吗？除了获得心血管耐力，你还需要加强腿部肌肉的力量来提高膝关节的完整性吗？那么，室内动感单车可能就是为你准备的答案。多年来，动感单车一直都是健康俱乐部和健身场所的主要内容。此外，它还是很受欢迎的器械，很多人也把它买回家里。因为多数人在年轻的时候就会骑车了，所以，使用动感单车很简单，没什么好害怕的。在动感单车上运动能够提供温和的、但却有效的低冲击性或无冲击性锻炼，因为脊柱不会担负太多压力。对于那些不时地经受下背部不适的人，这是一个非常大的优势。事实上，在运动员的膝关节受伤康复方面，体疗师已经把动感单车纳入他们多年的从业实践中了，以便使这些运动员仍然能保持心血管耐力。由于多数动感单车都提供阻力变量，你就有能力提高有氧体适能水平。

骑动感单车可以加强四头肌和腘绳肌，也包括进了腓肠肌、胫前肌和踝关节的使用。尽管动感单车不特别以腹肌和背肌为目标，但是在骑车的时候，你的确必须保持身体直立和垂直的姿势，和骨盆保持在一条直线上，并防止背部的过度伸展。骑车都能改善腿部肌肉的柔韧性（特别是腘绳肌），不论你骑的是动感单车还是公路自行车，都可以进一步帮助减轻下背部肌肉拉紧造成的疼痛。骑车的动作还能帮助保持脊柱和腿部多个关节的动作幅度和柔韧性，进而帮助保持整个下半身的柔韧程度。

正如我们在第 4 章里骑车部分讲过的，骑车的动作有两个组成部分：向下踩脚蹬和向上拉脚蹬。两个动作同等重要；向下踩脚蹬需要使用四头肌，在你继续蹬踏的时候，腘绳肌随着膝关节的弯曲参与进来，帮助完成一个动作中的上拉部分。想象着脚在以划圆的模式在运动，在向下动作时蹬踏，在向上动作时拉起。另外，尽管动感单车比起户外自行车或爬台阶机可能更舒服，但是在骑车时集中精力收缩腹肌也很重要。关于动感单车的正确骑车姿势，参见图 5.4。

动感单车通常都有可调的车座。在你骑车之前，先要调一下车座的高度，这样，在脚蹬放平的时候，你伸展的腿是略微弯曲的。如果车座太高，会把骨盆拉得跟身体脱离了一条直线；如果车座太低，那么膝关节的位置就不正确了，还会影响骨盆和髋关节的姿势。努力保持顺畅的蹬踏动作，以便你能保持直立的姿势，不会在车座上不受控制地弹起来。这项活动需要的就是一双舒适的休闲鞋，在前脚掌那里是柔软的就可以了。有的单车上有系带或者脚趾套，帮助把你的脚保持在脚蹬适当的地方。由于没有冲击的问题，所以也不涉及缓冲鞋底的问题。

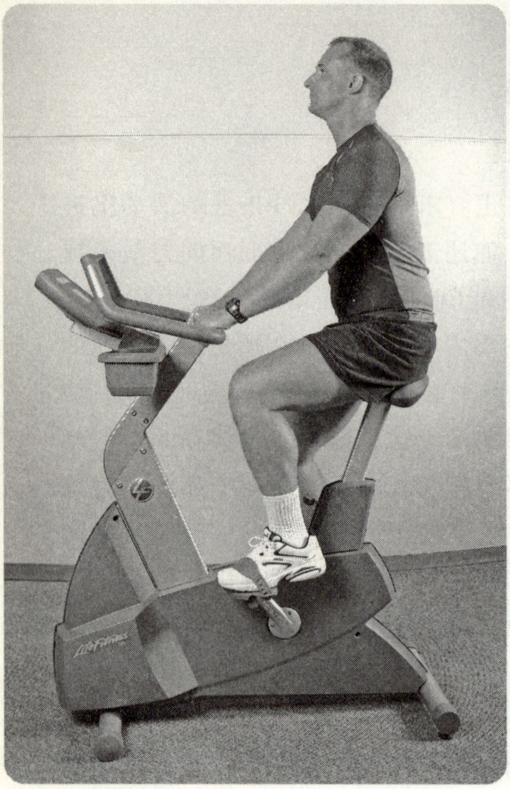

图 5.4　动感单车的正确姿势

有效和高效骑车的关键，就是一定要在阻力和腿的转动之间保持良好的平衡。由于你是坐着锻炼的，为了提高心率和燃烧热量，就必须更用力地运动。想要使锻炼达到最佳效果，你可以增加 RPM（每分钟转数），增加阻力，或者同时增加这两样。如果你发觉自己在车座上弹起来的话，那通常说明你在车上用的阻力不够。如果发生了这种情况，就增加一点阻力，把蹬踏的动作减慢下来，这样才能发挥锻炼的最大作用。

飞轮式动感单车起初是在室内的团体骑车课程上使用的，如今在健康俱乐部和家庭里已经变得越来越受欢迎。比起传统的动感单车，这种车体积更小，样式更时尚，看上去更像是户外自行车。它有着固定的变速器，赛车式的车把，脚蹬上配备有能放进骑车鞋的系带或鞋套，还有可调节的座椅。一辆飞轮式的动感单车能带给你在户外骑车的感觉，也有可以选择的阻力。你在单车上坐着骑或者站着骑都可以，这项锻炼能让你模仿在户外骑车，而不必考虑刮风或其他天气因素。这些练习给了你在室内骑车的机会，能够提供有效的越野训练经验，因为你可以做出在户外骑车时所表现的任何技巧。由具备认证资格的教练领骑一节有代表性的课程持续 40 分钟左右。

你需要把这类单车调到适合自己的高度，那就从把车座的高度调到和髋骨一样高开始。车座向前向后也可以调节。一般来说，你的躯干越短，越应该把车座往前调；躯干越长，越应该把车座往后调。

在采取坐姿和站姿这两种姿势的时候，一定要变换阻力，让自己得到全面的锻炼（坐着和站着的正确姿势，参见图 5.5）。当引入姿势变化的时候，一定要给飞轮加上足够的阻力，来支撑你的站姿。随着你增加阻力水平，在车座上试着把自己的重心向后移一点，让腘绳肌也参与运动。这可以帮助你变换正在使用的肌肉。不论你在早晨的锻炼期间骑的是传统固定式的还是飞轮式的动感单车，一段精心设计的骑行会在短的时间内带给你高效率的练习。

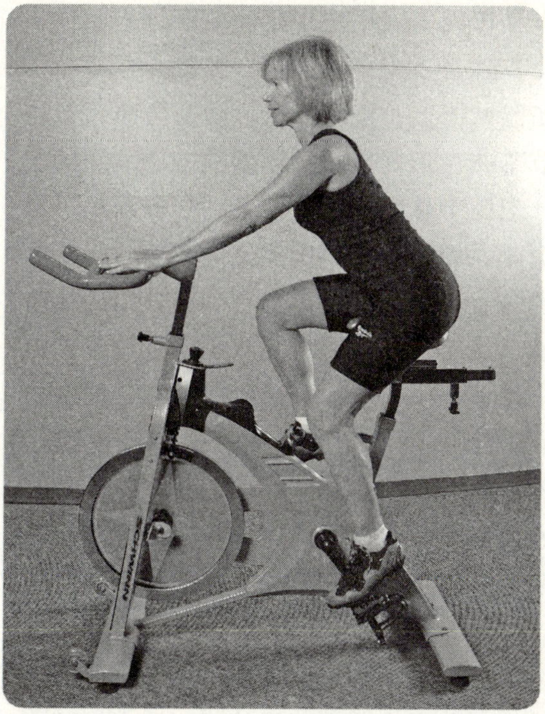

a

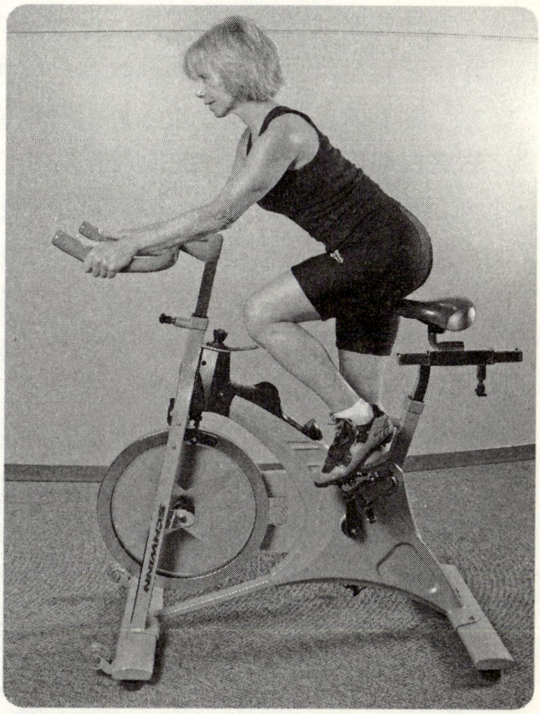

b

图 5.5　在飞轮式动感单车上的正确姿势：（a）坐姿（b）站姿

划船器

想象一下这幅画面：随着你的心脏加快跳动，你的肌肉有节奏地收缩，在清澈透明的水面上轻快地划过，感受着扑面而来的微风。听起来对你是不是既祥和又有吸引力？那么，划船可能就是那项为你的心血管晨练带来提高的活动。不论你是真的在湖面上划还是在器械上划，划船都是一项非常好的运动，对上半身和下半身都有好处，同时它不仅令人心旷神怡，而且具有挑战性。划船器模仿的是用桨划船的动作，对于加强肌肉力量非常好，同时还能实现心血管锻炼的目标。这是一项低冲击性的活动，由顺畅的、有节奏的动作组成，这个动作能防止对膝关节造成损伤；结果，它最后只会产生更少的关节问题。划船器能大大地提高你的体适能水平，因为它让很多肌肉都参与运动，因而燃烧大量的热量。有一些型号的划船器在轮子里面有水，来帮助增加阻力，还能让你听见波浪声，这样，你就好像真的是在河里划船一样了。

划船包括的肌肉有臀大肌、四头肌、腘绳肌和小腿肌肉。参与的上半身肌肉包括上背部肌肉、斜方肌和菱形肌以及二头肌和三头肌。能在一项锻炼里就改善了全身，使全身都得到健康，这种方式真是棒极了。模仿用桨划船穿过水面这一动作的划船技巧，是一项挑战全身的多关节活动。

你用休息的姿势开始，挺直身体坐在器械椅上，正对器械，腿部弯曲，抵住脚踏板或搁脚板。双手握住把手，肘关节弯曲，正好位于身体的前方和大腿的上方。要开始划船的时候，双臂向前伸直，把躯干从髋关节向前带，很舒服地尽量向前拉住。假设你是在一条小船里，这个就是划船的动作中抓桨的姿势，做好准备要划桨或驱桨穿过水面（图 5.6）。你的膝关节应该保持靠紧在一起，以便让膝关节或者处在腋窝的上面，或者处于胸前。然后，你同时推起双腿，把躯干向后摆，保持手臂伸直。只有当你的双腿完全伸展开了，你才开始用手臂拉，同时上身的摆动完成，呈垂直的姿势。当你完成了一个动作的时候，或者说完成了“拉”这个动作的时候，你的肘关节应该以放松的姿势向下垂，紧贴着躯干并越过躯干（图 5.7）。通过将手臂伸直到开始的姿势，你又回到了原位。当你停止了器械椅上的动作，就可以结束这个姿势划下一桨了。保持放松地握住把手，一定要坐在椅子的中间，避免来回地扭动。听起来复杂吗？实际上，做比听要容易些。

想要练得更难些吗？只要增加划桨动作的阻力或速度，你就可以给自己的身体来一个重大的挑战。为了取得有氧体适能的收获，你需要设定一个级别比较低的阻力，这样能练得更长一些，同时增强肌肉的力量。如果你设定的阻力级别太高，你就开始接近了无氧阶段（不靠氧气进行运动），肌肉会得到更艰苦的锻炼。

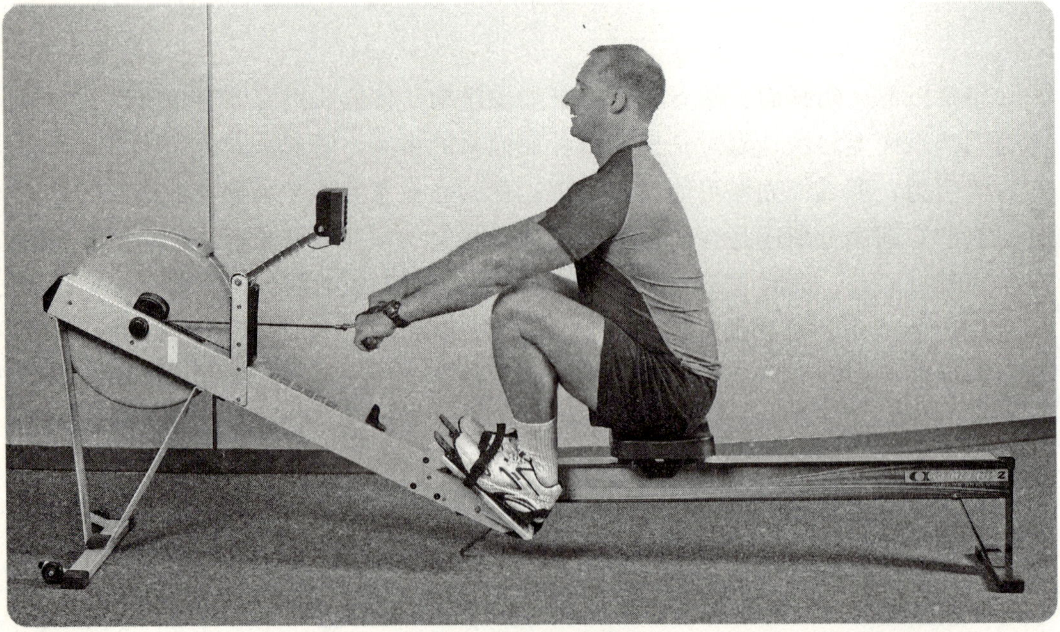

图 5.6　抓桨的姿势

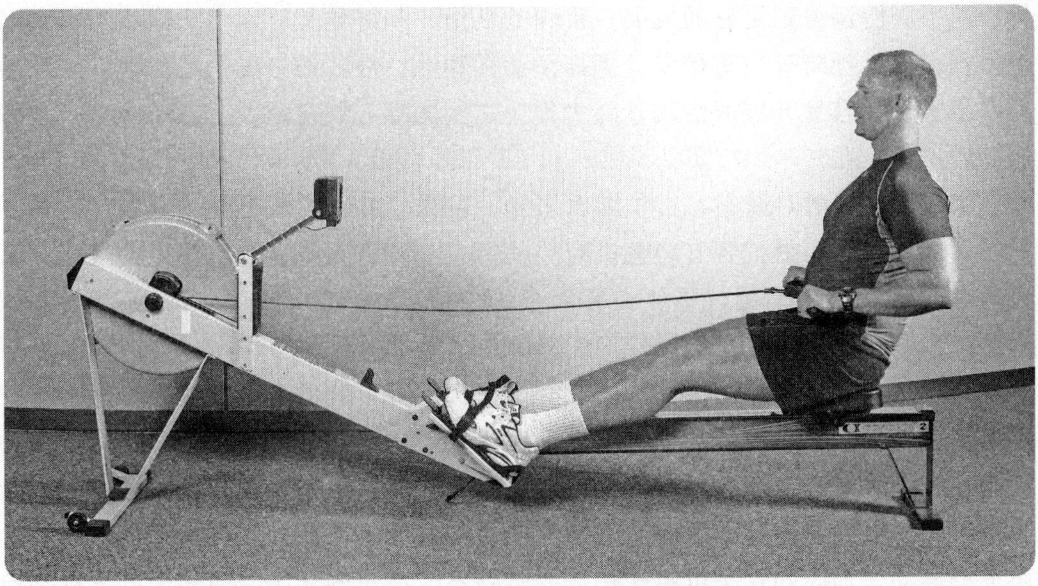

图 5.7　划桨动作的结束姿势

我们这里的目标是提高有氧体适能，所以在较低的阻力水平上进行训练是你的最佳选择。

在划船中，姿势很重要。重要的是身体要尽可能地向上坐，这样可以用你的腹肌支持下背部。保持腹肌收紧还会防止你在动作结束的时候下弓背部，同时帮助你保持直立的姿势。为了使上背部的锻炼收到最佳效果，在你向后划的时候，一定要保持双臂靠近体侧，并把肩胛骨向后收。建议穿上鞋；不过，你需要的就是一双舒适的休闲鞋，来保护你的脚免受用力不当和器械轨道的损伤。

对于提高耐力以及同时增强上半身和下半身的力量，划船是一项非常好的心血管运动。而你一旦进入了这项有节奏的运动，它可以说是一项平和、减压的运动方式，因为当你把精神集中到动作形式的时候，它就同时包含了身体和精神两重因素。

跳　绳

想要再次与你年轻时代亲密接触吗？你还记得那些迫不及待地想到外面去，到操场上玩跳房子、玩立体方格铁架和玩跳绳的日子吗？好啦，你可能已经是大人了，不能再玩跳房子和立体方格铁架了，不过跳绳仍然是一项能带给你多种好处的活动形式。跳绳是一种既好玩又充满活力的运动方式，让你重新找回自己的年轻时代。跳绳的好处很多，主要是加强心肺健康；而它还能增强身体的觉察性，使手脚协调得到更好的发展。跳绳的其他一些好处是：速度、肌肉力量和耐力得到提高；预防骨质疏松以及提高平衡性和灵活性。最好的一点，跳绳是一项花费不多、又容易开展的活动，因为你所需要的唯一装备就是一根跳绳和一双舒服的鞋。

从我们年轻的时候起，过了那么多年，跳绳已经发生了变化。现在，有各种材料做成的跳绳，摇把各有特色。有些跳绳本身很重，或者有着很重的摇把，那可是够累赘的；我们建议不要在有氧训练中使用，因为它们会给肩关节增添压力。选择一根重量轻、带泡沫摇把的跳绳，因为要是你的手掌出了汗的话，它也不会打滑。跳绳有各种可用的长度。为了让你选择正确的长度，要站在绳子的中间，把两端的摇把提到你的胸部。摇把应该达到大约胸部的高度。最适合跳绳的鞋是交叉训练鞋或者跳健身操的鞋。鞋底在前脚掌那里需要有很好的缓冲，因为你是用那里落地的。跳绳是一项具有冲击性的活动，而缓冲则会帮助你吸收跳上跳下的震动。加固的鞋头可以保护你的脚趾不受绳子的伤害，而侧面的支撑会给你在落地时所需要的从一侧到另一侧的支撑。

四头肌、腘绳肌、臀肌、腓肠肌和胫前肌这些下半身的肌肉努力把血液压送到全身，产生增加心率所要求的心肺反应。躯干的稳定肌肉必须努力工作，在你跳上跳下的时候保持身体的直立。在跳绳的时候，要集中精神让腹肌和背伸肌都参与到整个锻炼中。你的肩部应该向下沉，远离耳朵，避免在绳子摇过头顶的时候把肩也耸向耳朵。不要把摇把握得太紧——把它们拿在接近绳子最末端的地方就可以。保持肩部放松，肘关节贴近身体。从手腕摇动跳绳，在它经过你头顶的时候，力争让绳子保持一条顺畅的弧线。当你起跳的时候，要确保绳子轻轻触到地面。为了把冲击降到最小程度，跳得离地面比较低就可以了，同时保持向上站和垂直的姿势。你在每次落地的时候，膝关节一定要弯曲，这会帮助吸震。正确的跳起和落地技巧，请见图 5.8a 和 5.8b。

跳绳有不同种类的跳跃和技巧，从容易的到极富挑战性的都有。下面是从低强度到较高强度的一些技巧。本书后面的章节中还会在锻炼计划里使用到其中一些。

低强度跳绳技巧

双脚跳：双脚一起跳离地面和落地。

换脚跳：在这个跳绳技巧中，在绳子不断向前转的时候，双脚交替地上下。

中强度跳绳技巧

换脚跳：如上面低强度部分的描述；根据你跳得有多快，这个技巧既可以是低强度的，又可以是中级强度的。

跑步跳：在跳起或跳过绳子的时候，包括进了一些慢跑，用稍快一点的速度来增加强度。

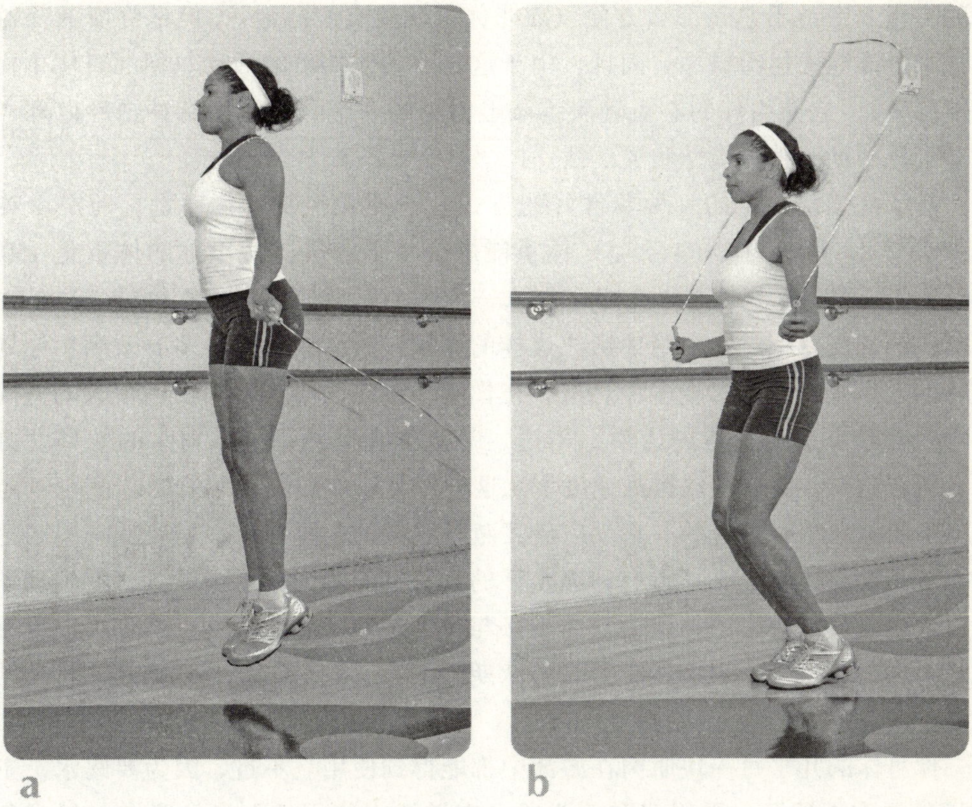

图 5.8 跳绳的正确姿势：（a）跳起（b）落地

高强度跳绳技巧

交叉步：在跳绳中，处在半空的时候，小腿略做交叉，然后双腿交叉落地。

侧步跳：从左到右地替换落地的地方，注意绳子可能以这种模式落地的位置。

通过跳绳，你很快就能开始看到自己在耐力水平上的显著进步。它是一项非常好的交叉训练活动，无疑会为你的心血管晨练增添多样性，谁又知道——你也许会感觉返老还童呢！

游 泳

毫无疑问，游泳是一项非常好的运动，它是一项对身体和整个人都有益处的终身运动。因为你要拖动着身体克服水的阻力，除了提高心血管耐力以外，你还可以增加肌肉力量。随着每一次划水的动作，这个阻力会让你增强四肢和核心部位的力量。游泳不总是那么方便（除非你家后院有游泳池），但是终身的受益值得你到游泳池去付出努力。而且，由于这是一项无冲击的活动（你的身体主要由水支撑着），它能为你的心血管晨练添上精彩的一笔。除了没有冲击性以外，游泳还可以帮助改善平衡性和灵活性。

游泳是燃烧热量的一种非常好的方式。它燃烧热量的比率是，每游 1 英里（1.6 公里），每磅（0.454 千克）体重能燃烧 3 卡路里。假设你的体重是 150 磅（56 千克），花 30 分钟游 1 英里，那么，你 1 小时就能消耗 900 热量。这是一个相当快的速度，不过它会给你造成这样的印象：游泳燃烧热量多有效啊！你划水技巧的效率决定着你燃烧多少热量。在你刚学游泳的时候，你使用很大的力气在学习过程中掌握游泳中的力学。不过，一旦你掌握熟练了，划水的效率就更高了。到了这时，你就可以提高速度了。这样做可以增加热量的消耗。

不要被游泳时较低的心率反应给蒙蔽了。你的心率在水中是要低一些的，因为水能帮助身体凉下来。再有，以水平的姿势在有浮力的水中锻炼，在生理学上的反应也是降低心率的，因为身体不必与重力抗争了。由于这点，你可以更用力地让身体运动，却不会那么疲劳。游泳期间的心率较低，并不意味着你付出的努力就少了。

你身体的几乎每一块肌肉在游泳中都能得到使用。不过，因为要踢水，主要使用的肌肉有臀肌、腘绳肌和四头肌。在游泳中使用的上半身肌肉包括三角肌（肩部肌肉）、背阔肌（背部肌肉）、斜方肌和菱形肌（中背部和上背部肌肉），以及二头肌和三头肌。在一些泳姿（如：蝶泳）中，还包括了旋转肌，让肩部和臂部在身体的所有三个平面上都得到完全的练习。腹肌和背伸肌稳定着躯干，来保持划水的效率。

学会怎样游泳很重要，因为这样能提高你在水中的效率，提高你对于其他娱乐活动的舒适水平，如：划船、滑水和潜水。游泳还是一种很有乐趣的运动形式，你可以和全家人一起分享；孩子们尤其喜欢游泳。下面是游泳的一些基本指导方针：

- **用尽量小的力气保持水平姿势，把大部分的水推到身后。**如果你觉得在摇摆，那就是你通过水有效地推起了两倍于身体的厚度。
- **保持在较窄的范围内划水或踢水。**你需要通过占用最小的空间，让自己向前推开最小的水面。要想着：身体水平，浅划水，窄踢水。
- **一开始就保持肘关节抬高，这样你就能用整条手臂划水，而不是只用上臂划水。**手指并拢比手指张开的效率更高，因为后者产生的面积比前者更大。
- **从容地游。**最好的游泳者倾向于划水的次数更少。集中精神保持稳定的划水，不要因为走神而让水从身边滑过。

• **放松**。记住这句话：如果不需要，就不要使用。你在游泳中不需要颈部的肌肉，所以要保持颈部肌肉放松。

• **想**。游泳的时候要保持注意力集中。

游泳有好几种泳姿和技巧，包括自由泳、蛙泳、仰泳和蝶泳，所有都是有效的游泳形式，而自由泳是最大众化的。要想使你在水中的效率达到最大化，掌握好每种泳姿的力学应用是基本的。下面来看一看在计圈游中一般采用的几种泳姿。

• **自由泳**。用推离池壁来开始这个泳姿，身体伸直，动作幅度小。小幅踢腿，用髋关节带动脚拍水。任水让你的膝关节微微弯曲。手臂在你前方伸直，手是平的。当手向下落的时候，水面上的肩部到肘关节就离开了那个地方，直到手落到肘关节下面。开始用你的整条手臂向前划水。感觉一下你正在做的动作，试着体会整个手臂的压力，而不仅仅是手。随着你把动作从拉切换到推并增加了压力，你的手臂现在看起来像一根回飞棒。当你觉得你已经完成了推的动作时，用力让手臂再划出 6 英寸（15 厘米）。让这个冲力把你的肘关节带出水面，然后让手向后摆（图 5.9）。让肩部不用力地把手臂一路摆到你的前面伸直。当你的一条手臂恢复到了至少半程，另一条手臂就可以开始它的行程了。你需要在头部做出的低谷里进行呼吸，所以完全不必抬起头来。当躯干随着每一次划水旋转的时候，让脊柱保持伸直，但是要保持头部的稳定。

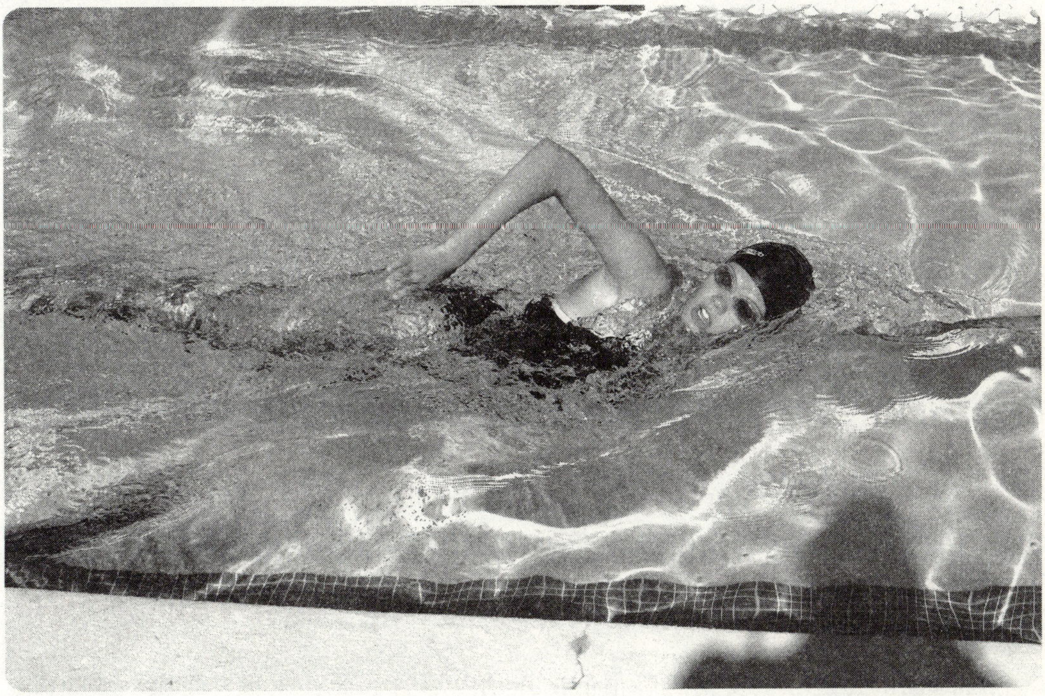

图 5.9　自由泳

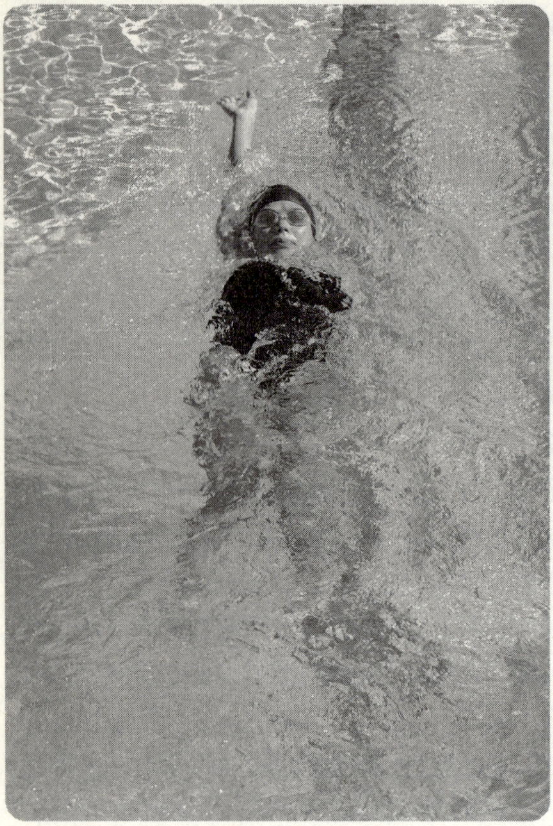

图 5.10　仰泳

• **仰泳**。浸在水里，面对上方，用双脚蹬离池壁。在你浮出水面第一次呼吸的时候，把一只手臂抬出水面，大拇指朝上，开始划水。这只手臂以半圆形向上抬起，越过肩部，手掌向外转，让小指先重新入水。当一只手臂入水的时候，另一只手臂抬起来，以它自己的半圆形划动。在仰泳中，两只手臂相互之间应该呈 180°。在我们的仰泳技巧里，与自由泳的技巧相比，更注重身体的转动。当手经过髋关节的时候，就开始随髋关节转动，把身体转向相应一侧。随着身体转向一侧，你就可以更容易地弯曲肘关节，帮助把手臂拉出水面。由于有了这种转动，你不必非要等手到达背部后面的时候才让臂部和手部重新入水。你的身体是在一侧的，这样划水就更舒服，因为每只手臂都会自然地处在正确的位置。在仰泳中，要采用交替的踢腿，在做出向上快速踢水的时候，膝关节略微弯曲。正确的仰泳姿势见图 5.10。

• **蛙泳**。信不信由你，蛙泳是所有泳姿中最要求技术的，时机的选择是最最重要的。像在自由泳中一样，你的手臂和腿是一个流线型的姿势，并随着每次划水随时回到那个位置。如同在自由泳中，当前臂好像在一个大沙拉碗里、要向外侧和向身体周围扫掉前面的水似的，你的肘关节要抬起来；当你的双手到了身体下面——到了想象中的沙拉碗底时——上臂要迅速地并在一起。当你的双手并拢了，就向前伸展到开始的位置，膝关节弯曲，把双脚带得非常靠近臀部，脚尖向外（图 5.11）。还是在你伸展手臂的同时，双腿仿效双臂的划水，向外侧和周围划圈，再迅速收回，合拢到一起。把这个滑动的姿势保持 1 秒钟。当你的双臂在下巴的下面迅速并在一起、把水推开向上的时候，抬起下巴，这时就可以呼吸。随着双臂向前伸，你的头就重新向下了。比起其他任何泳姿，游蛙泳必须更多地观察和模仿。

游泳被认为是一项受伤风险很低的运动。尽管如此，它也会带来一些风险，包括以下几项：

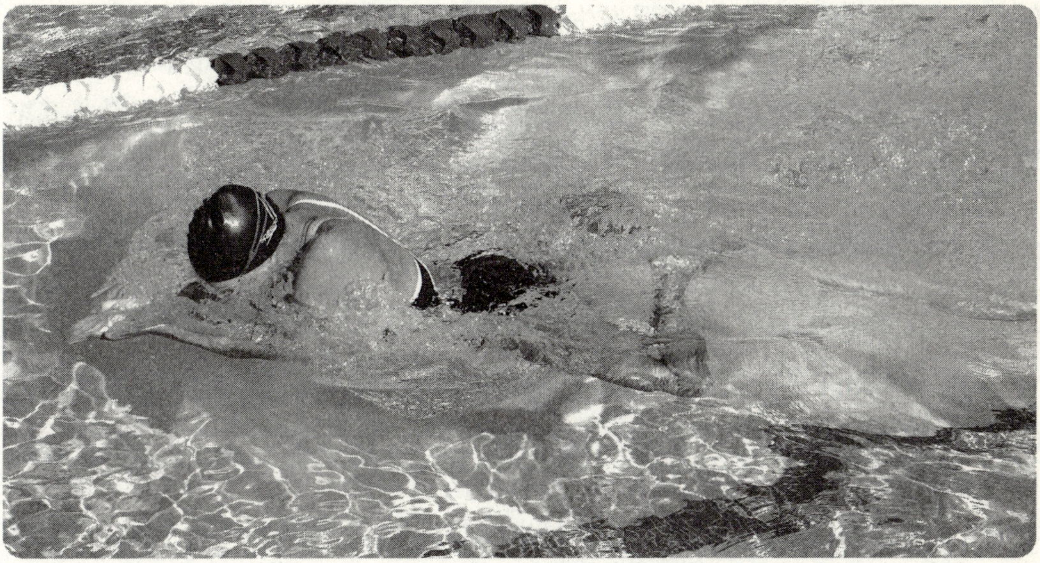

图 5.11　蛙泳

• 暴露于化学物质之下（氯进到眼睛里，或者吸入氯气）。

• 过度使用性损伤：竞技型的蝶泳选手经过长时间的训练，会患上某种背痛和肩痛。蝶泳运动员还会患上膝关节痛；而自由泳运动员可能患上游泳肩——腱炎的一种。

• 跳入水中，碰到水里的异物上，或者撞到泳池底。

• 精疲力竭，或者失去知觉。

• 溺水，由不利的情况引起的，这些情况扼制住了游泳者或者造成了呛水。

采取适当的预防措施，即使不能避免所有的情况，也能帮助避免发生前面提到过的多种情形。我们建议你要在有救生员监督的地方游泳。水镜和鼻夹的使用可以帮你适应水的环境。

对于游泳锻炼，你有两种选择：休闲游和计圈游。也许你喜欢无拘无束的锻炼类型，这样你可以按照自己的速度来练习。如果是这样，那么休闲游可能是你的选择。休闲游让你可以选择最适合的泳姿，也许，甚至使用几种泳姿，来帮助你达到健身的目标。你可以随意地想要容易就容易，想要费力就费力。只要你连续地游，就能得到一次完整的有氧锻炼。这种方法一般用来保持你的体适能水平，而不是提高这一水平，因为你是在较低强度到中级强度上活动的。在一次休闲游期间，你不应该觉得筋疲力尽或者彻底喘不上来气。保持有节奏的稳定速度，来确保锻炼的有氧收获。

如果你觉得精神不太够，不能让自己增加运动量了，可是又想进行一次心血管锻炼，那么休闲游可能是适合你的选择。从这样的游泳中还能获得其他心理上的好处——如果你允许这些情况发生。按照低速或中速锻炼，你可以放松地游，不用太花力气。用这种方式游，你可以任自己的思想驰骋，什么也不想，只集中在动作的节奏上就可以了。这种形式的冥想可以帮你获得健康的感觉，让你在结束水中练习的时候，能精神振作和准备充分地继续进行一天里其余的事情。仰泳可能是一个不错的选择，因为它能让你想什么时候呼吸就什么时候呼吸，想怎么呼吸就怎么呼吸——尽管你会大概形成一种模式，已经坚持这么做了，甚至没有意识到它。对于这种游泳类型，蛙泳和自由泳也是不错的选择，因为这两种泳姿都要求手臂和腿部处于流线型的姿势。

休闲游可以让你燃烧足够的热量，来享受一顿不必有内疚感的早餐；同时把时间用在了自己身上，帮助你在这个时候坚持了下来。

如果你更喜欢井井有条，那么计圈游就是适合你的方式。对于以尽可能最高效的方式游过泳池，计圈游限定对不同的泳姿的使用，如：自由泳、蛙泳、仰泳或蝶泳。与休闲游相比，它通常是以连续的动作、在更高的强度水平上进行的。一般来说，你选择一种适合你的泳姿，在整个一圈里就采用这个泳姿来游。在完成了这一圈的时候，你通过推开池壁做一个滚翻转身，在保持动作节奏和速度的同时，推动你进入下一圈。有时，滚翻转身表示另一种泳姿的开始。为了保持或增加你的心血管反应，这个技巧可以让你保持心率的提升。

多数有室内游泳池的场所在早晨都为了计圈游而把泳道打开，让这成为你心血管晨练的一种便利途径。他们往往为较慢和较快的游泳者都标上泳道。如果你觉得自己一直被人超过或者让其他游泳的人减慢了速度，那么，你可能需要转移到较慢的泳道去，以免打断其他游泳者的锻炼。相反，如果你游得比较快并且一直超过其他人，你就应该转移到快速泳道去，或者只是沿着这条泳道的外侧游，以保持泳道的前进顺畅。

多年来，游泳已经使很多人获益，并且提供了帮助人们实现健身目标的所有要素。它符合加强心血管健康以及增强肌肉力量和耐力的要求；而最重要的，它使人感觉非常棒！游泳是以一种提神、有效和奇妙的方式来开始展新一天的运动项目。游起来吧！

水中走路

如果你曾经试着跑出或者迅速地走出泳池，那么你就有机会体验在水中快速移动的艰难。这是水中走路背后的前提，它是一项有效和容易学会的水中活动，绝对不需要任何游泳技术！这种运动形式是在齐腰深到齐肩深的水中进行的。

水中走路结合了重量训练的加强、有氧运动对于心血管的好处以及通过瑜伽取得的柔韧性的提高——全在每天的大约30分钟锻炼里面！水是天然的、能立即调节的重量训练器械，从四面八方提供阻力来提高与加强肌肉。由于这一点，水中走路除了能帮你获得心血管方面的好处，还能促进肌肉的平衡发展。用于陆上走路的相同肌肉，下肢的腿部肌肉——臀肌、四头肌、腘绳肌、腓肠肌、胫前肌和踝关节肌肉——在水中也全都用得上。水中锻炼可以有效地燃烧脂肪并加强腹肌——不用再单做仰卧起坐！这是身体为了对周围水的浮力做出反应而稳定其自身并保持平衡的结果。水中走路的动作是低冲击性的，对关节很适合，还能帮助防止受伤及治愈受伤。如果你在寻求避免震动和高冲击性的活动，当你想要为交叉训练的常规增添一点变化时，或者，如果你需要进行一种也能提高腿部力量的心血管常规锻炼，那么，就选择这类训练吧。

建议在进行水中走路和水中跑步时穿上鞋。泳池底可能比较滑，尤其是池底涂的泳道线。另外，当你在水里跳起或跑步的时候，你就正在对你的活动增加冲击性。尽管由于水的缓冲作用，这种冲击力比较小，但仍然是有冲击性的。一双带有缓冲鞋底和侧面支撑的好的运动水鞋就可以帮助保护你的四肢、背部和膝关节，免受潜在的冲击力量的震动。水鞋在运动用品商店可以买到，重量轻，而且干得快。这种鞋应当是不穿袜子穿的，所以在买之前试鞋的时候不要穿着袜子。

在水中，阻力决定着你的强度，你自己来决定吧！你通过把速度、力量或表面积综合考虑在一起，来选择强度水平。与水发生对抗的面积越大，阻力也越大。在水下增加手臂的动作可以增添挑战性，因为手臂必须要运动起来，才能推动着你在水中走过。另外，通过增加速度，可以提高锻炼的强度。水的高度越高，锻炼的挑战性就越大。为了使锻炼的效果达到最大化，先从齐腰深的池中开始水中走路，然后增加到齐胸深。

在水中走路锻炼之前，通过5分钟的慢走先进行热身很重要。一旦你开始了锻炼，就从泳池或泳道的一端出发，以适中、舒服的速度向泳池的另一侧走去，然后走回来。你可以给自己的训练增加一些变化，通过增加臂部和腿部的运动而提高强度。把手臂向外伸展到体侧，保持手臂在水下。掌心向前，把手臂向前互相靠到一起，手指靠近，在身体前方交叉起来，然后把手掌向后转，再推回来。让双臂从一侧到另一侧突然下降，交替地使用双臂和单臂。在你走过泳池时候，改变腿部的动作——做出字母V字，迈出“外、外、内、内”的步子。向前迈，同时把一只膝关节向胸部抬起，然后换另一条腿重复。在锻炼完之后，用柔和、放松的动作在水中进行5分钟左右的放松，使你的心率恢复到刚开始的程度。

水中跑步

也许，你需要从日复一日的健身活动所造成的冲击中休息一下；也许，你已经受了伤，需要一种无冲击性的方式来保持健康；或者也许，你需要一种柔和的、令人耳目一新而又有效的方式进行锻炼。水中跑步，不论是浅水跑步或深水跑步，都能达到预期的目的！它是一种有效的有氧锻炼，肯定会提升你的心率，加强你的肌肉力量，而且留给你的感觉就好像是刚进行了一次全身按摩。以这样的方式开始一天，是多么的奇妙啊！

水中跑步是陆上跑步的一个非常好的可替代选择。它让关节更轻松一些，加大了动作的幅度，让受伤得到康复，发展出特定运动的力量——使陆上跑更轻松、更流畅。目前，竞技项目的教练正在把浅水跑步和深水跑步引入运动员的训练中，因为他们发现，从水中得到的训练收获与陆上运动的要求可以互相转化。如果你怀孕了，这也是一种很好的运动，因为水能把你的体温保持在恒温，并且通过提供缓冲和支撑，还减轻了对于你身体和关节的压力。

为了达到有效的水中跑步，一定要有正确的姿势。保持腹肌收缩来支撑背部，避免让身体从腰部向前倾。在你跑的时候，把膝关节抬到大约髋关节的高度，然后用脚向下并略微向后蹬踏。手臂弯成90°角，从肩部开始摆动。让手指从水面之下到身体的前面来，在向后的摆臂中，摆到体侧的髋关节那里。为了增加强度，通过更快地运动双臂和双腿，尽量更使劲地跑。由于水对蹬踏的阻力，你跑得或蹬踏得越快，锻炼就会越艰苦。

在浅水跑步中，你处在从齐腰深到齐肩深的水里，脚接触池底，和水中走路一样。在深水中跑步，你系上漂浮带，被垂直地悬浮在水里，就好像你是在半空中跑步似的！

• **浅水跑步**。浅水跑步是在从齐腰深到齐肩深的水中进行的。水越深，锻炼的强度就越大，因为身体有更多的部分被浸泡。由于你的脚在泳池中走路时是和池底接触的，所以，这是一项具有冲击性的活动（即：和在陆上跑步一样，你是从一只脚到另一只脚弹跳起来的）。区别就在于水的浮力和属性能够吸收冲击力，使落地得到缓冲，因而减轻了对腿部和背部的震动程度。出于这个原因，对于那些想要从每天跑步的震动冲击中得到一次休息的跑步者，水中跑步是一个非常好的选择。在进行这项活动时，建议要穿鞋。对于水中走路，选择一双能弯曲、鞋底有缓冲的鞋。多数的运动水鞋重量都轻，而且干得快。记住——不穿袜子！

为了增加变化，你可以从一端池壁跑过泳池，到达另一端的池壁；也可以原地跑，把重点放在抬起的膝关节上。重要的是要进行摆臂，还要提高心率。增大

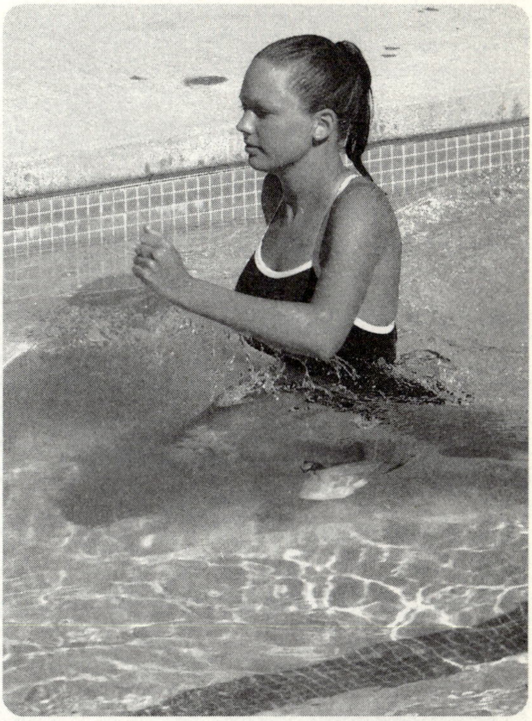

图 5.12 浅水跑步的正确姿势

手臂的动作，通过推水和划水使你的训练发挥最大的作用（图 5.12）。可以把间歇训练纳入水中跑步。通过在间歇训练中练得更刻苦，再跟着用正常的训练速度进行主动恢复，你可以训练身体系统以更高的强度和更长的时间来运转。浅水跑步让你以更轻的关节冲击来进行训练，所以训练的时间可以比陆上更长。为此，通过对身体更小的压力而增加跑步训练的持续时间，对于寻求这样训练的那些人，浅水跑步是一个不错的选择。如果一项锻炼能把冲击性完全去掉、并展示出跑步的全新特点，那么，深水跑步值得一试。

• **深水跑步**。让身体垂直地立在水中！深水跑步是一项完美的交叉训练活动，在这项活动中，你系上漂浮带，垂直地悬浮在水里。仅仅通过参加深水跑步，你就是在帮助自己防止受伤！并且，如果你已经受伤了（我们不希望这样，但还是来面对吧，对于我们多数人来说，这的确会偶尔发生），想要在治疗受伤的同时仍保持体适能，深水跑步是非常理想的。要知道，你的心率在泳池中比起陆上要少 10 ~ 15 次。这是由于身体浸在水里时心脏的生理反应所造成的。这并不意味着你做得少了；事实上，你的肌肉在水里不得不比在陆上练得更加努力！

在深水跑步中，你在腰间或躯干上系一条漂浮带（多数游泳专业商店都有卖的）。虽然你的脚触不到池底，但这条漂浮带能保持你在水中直立。这就是浅水跑步与深水跑步之间的区别。你的头部和肩的上部露在水面上。你需要在一个 5 到 6 英尺（152 ~ 183 厘米）深的泳池里，这要看你有多高。有些人在进行深水跑步时不用漂浮带；不过，漂浮带可以让你保持向上站，不会从背部向前倾，帮助你把精神集中在提高心率上，而不是放在漂浮或直立上。另外，你还可以把漂浮带用做一条拴绳，把自己系在泳池边上，这样，你就可以对抗着绳索的阻力更加艰苦地练习。

深水跑步的目标是通过同时推水和划水保持在一个地方，这个要领就是平衡

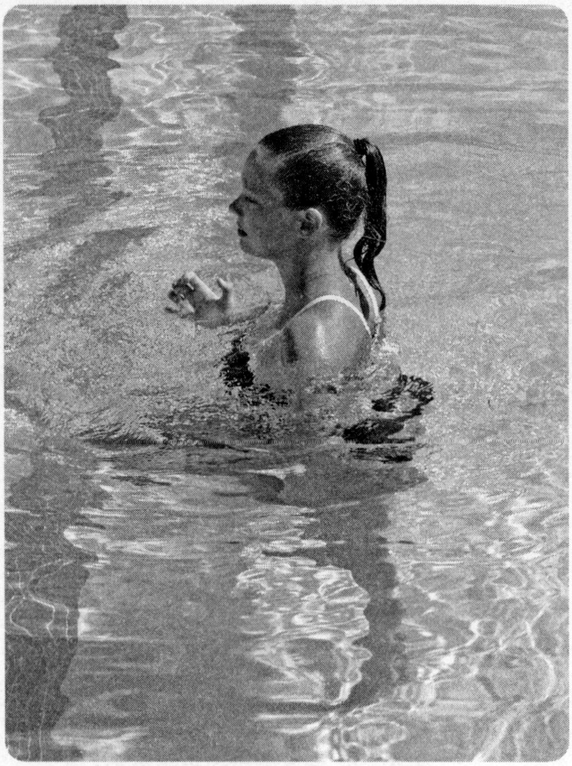

图 5.13 深水跑步的正确姿势

与核心力量。要尽可能使自己保持直立，腹肌保持收紧，头部直视前方（图 5.13）。身体一定不要从腰部向前倾，也不要撅起臀部。双脚成 90°有抬上踏下，而不要做成划圆圈的动作。双臂尽可能保持贴近身体，肘关节成 90°角，掌心对着身体，大拇指向上。为了提高强度，你可以把手掌朝着水向下转，这样就增加了表面积。你可以通过快跑 1 分钟、慢跑 1 分钟来进行间歇训练，只要你愿意，交替多长时间都可以，这与浅水跑步中的间歇训练相似；或者，你也可以重新创建与陆上相同的训练。

以跑步的形式进行水中运动是非常好的一种交叉训练方法，还省脚力！你可以把省下来的这些脚力留待日后再跑。对于水中锻炼，一些运动员耸耸肩就躲开了，说他们不喜欢水。但我的理论是，你要试一试才知道！水中锻炼不仅有效，而且在热天也很舒服。温暖的泳池还是避开寒冷冬日的极好去处。水中跑步最好的方面，就是可以保护和节省关节，让你在有生之年里把那些心血管晨练坚持下去。

6

团体锻炼

俗话说，人多力量大，这句话也适用于以团体形式进行的锻炼。和以前相比，现在世界各地俱乐部里的团体健身课程都更加令人兴奋，也更加多样化。本章的目的是在团体健身的范围内，为你的心血管晨练开发出一些可供选择的内容。

团体锻炼的术语

在20世纪70年代，运动课程还是一个新的概念，有氧是一个总体的名称，用来描述所有类型的运动课程。今天，这个名称已经被团体运动课程更加特定的名称所取代了。因为有氧这个词实际上指的是包括呼吸（有氧本身的意思就是“在氧气的存在中”）在内的任何活动，现在的课程名称更加贴切地指的是活动包含的内容，比如：“舞蹈”和“低冲击组合”。

在本章的后面部分，我们会讨论到循环课程和间歇课程，但是这些名词也可以指技巧。本章中讨论的任何适合循环技巧编排的课程，都是由好几个活动的小站组成的。例如，一节舞蹈循环课程可以有探戈、玛瑞格舞和爵士舞这几个时间段。任何采用间歇形式的课程都是由强度的控制组成的，在这样的一节课程中，

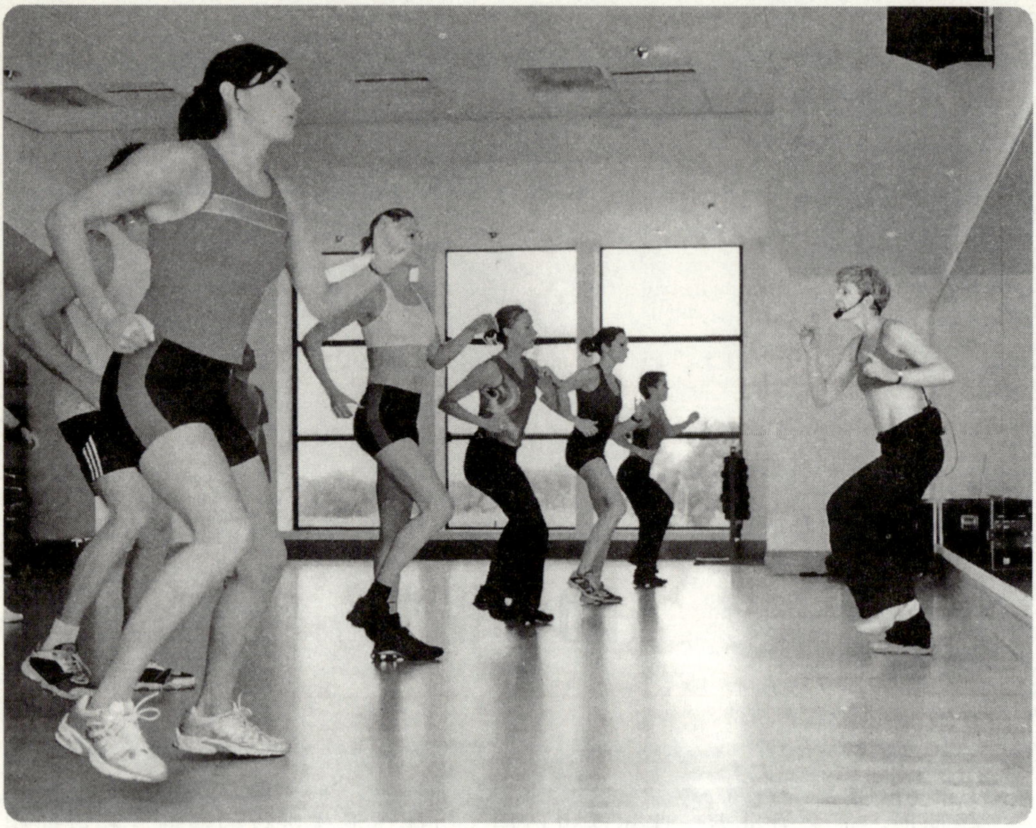

团体锻炼在为你的常规训练增添多样性的同时，还会帮助你保持对运动的兴趣，坚持把早晨的锻炼进行下去

一个时间段比另一个时间段的运动更剧烈。例如，在一节循环间歇课程中，这节课的某个时间段比另一个的强度更高。

团体锻炼课程的类型

不论是参加小团体还是大团体的锻炼，除了别的好处以外，还能够提高动力，增强对一个锻炼计划的坚持性，鼓励健康的竞争，创造出一种同志式友爱的感觉。在你的社区健身房或者健身俱乐部找一找本章里讨论的课程类型。你可能需要了解一下你那里的各个俱乐部，看看哪家能提供这里提到的尽可能多的选择。记住，在团体健身中，你在一段时间内参加同一类型的课程越多，身体就会变得效率越高，这样的话，如果你几个月都参加同一个课程，成果就会变小了。

为了取得进步，可以采纳我们改变的建议来做。最后，要记住教练都有不同的教学风格。在早晨的心血管锻炼中，找一种你觉得相匹配的风格，对你的大脑、身体和呼吸都有吸引力并能激励你。尽管有些人可以找到编入了复杂舞艺的高难度踏板课，是在清晨5点钟上的，你却不一定能找得到。最后，尽管一节课的长度规范是持续60分钟，但是，随着俱乐部继续适应健身消费者不断变化的时间安排和需要，更短的课程（“快速型”的30~45分钟课程）和更长的课程（90分钟的瑜伽课程）也都涌现出来了。

• **高冲击性锻炼**。高冲击性的心血管锻炼，其目的是通过在锻炼的过程中让身体向地面的反方向多次跳起，来给心脏和肌肉骨骼系统增加压力。这不仅能改善心血管的健康，还能增加骨质密度（美国运动委员会，2004年；Gladwin，2003年）。在健身领域里，高冲击往往被定义为双脚在特定瞬间同时离地的那个时刻。这样的课程有着像“高冲击力”“高冲击心血管舞蹈”和“脂肪燃烧机”这种名称。高冲击性训练课程进行的节奏应该把心率保持在每分钟155次以下，这样才能达到最大的安全，并把受伤的风险降到最低（美国运动委员会，2004年；Gladwin，2003年）。为了保持体适能水平，尽量每周参加三到五节这样的60分钟课程。为了改变你所使用的肌肉并改变给你心脏加压的方法，就要参加不同类型的课程，比如那些重点在下半身（跳绳课、现代舞、爵士舞、搏击操）和那些重点在上半身（拳击、舞艺）的课程。为了在高冲击性心血管锻炼期间提高体适能水平，每次锻炼都要改变课程的类型，每周上四到六节课。再有，尝试参加间歇训练课程（有高强度的高峰，穿插着一些低强度或主动恢复），而不是保持原有水平的课程。一节间歇训练课程包括强度较高的几段心血管练习，再穿插上强度较低的几段，后者叫做主动恢复。因为你训练自己的心脏对立即增加的心血管要求做出反应，所以，你的体适能水平会得到提高的。那样的话，尽管强度降低了，但是不会回到休息的状态，心脏必须在继续受到加压的同时而进行恢复。间歇训练对于其自身就是一门科学，我们在整本书中会讨论更多的间歇概念。

• **低冲击性锻炼**。我们把低冲击性的心血管运动定义为：至少一只脚在任何时候都保持与地面接触的运动。其目的与高冲击性的心血管锻炼相同，只是没有双脚跳起的动作；它对关节的震动更小，因而对大众更有吸引力。我们的意见与一些见解相左，低冲击性运动并不比高冲击性运动的强度要小；其实，它甚至可以强度更高。举例说明，可能用非常低的强度来慢跑或原地跳绳（是高冲击的例子，因为双脚同时离地），以至于脚不会抬离地面很高。相反，一些低冲击性活动的强度倒是可以高得多，例如，在低冲击的跳房子里，你得把身体的重量从一侧移到另一侧，好像在侧蹲中向外踏那样，同时还要把双臂举过头顶。高强度的心血管活动还有另一个例子，冲击力是极低的：身体向下蹲得很低，用手掌能触到地，双腿向你身后跳出去，双腿再跳回双手之间，回到深蹲，然后站起来。低冲击性的活动对骨质密度也有益，尽管在程度上稍微小一些，因为骨头对地面的冲击力比较小。低冲击性的锻炼课程可能有着像这样的名字："低冲击力""低冲击、高能量"，或者"轻松低冲击"。低冲击性训练课程进行的节奏应该把心率保持在每分钟 140 次以下，这样才能达到最大的安全，并把受伤的风险降到最低。为了在这些类型的课程中保持你的体适能水平，尽量每周参加四到六节这样的 60 分钟课程。为了提高你的心肺体适能水平，考虑在两节低冲击课程之间插进一节高冲击课程，给肌肉骨骼和心血管系统制造出一些惊奇感。为了用低冲击性的心血管锻炼来提高你的体适能水平，每周上五到六节课，一定要适当地挑战自己的强度，这样你才能感到你是在"非常费力"地训练。你可能还需要上一节与本章其他地方不同类型的低冲击性心血管锻炼课程。

- **混合冲击性锻炼**。混合冲击性的心血管锻炼课程如今是最受欢迎的，因为它们可以提供令人兴奋的这两种模式的组合。各种水平的参与者都能够参加课程，并选择性地来做几乎任何高冲击性或者低冲击性的动作；因此，一节课能满足很多人的需要。为了在这些类型的课程中保持你的体适能水平，尽量每周参加四到六节这样的 60 分钟课程。为了提高你的心肺体适能水平，考虑要上的混合冲击课每次应该以不同的方式挑战自己的肌肉——比如，在一天上一节拳击课，另一天上一节舞蹈课。为了用混合冲击性的心血管锻炼来提高你的体适能水平，尽量每周上四到六节课。

- **踏板训练**。踏板训练需要从一个 4～10 英寸（10～25 厘米）高的平台上踏上踏下（也有时是双脚跳上跳下、单脚跳上和跃过）。踏板训练的目的是为了给心脏增加压力，而同时挑战腿部和臀部的肌肉。在团体锻炼安排中，这样的课程一般叫做"踏板操""新手训练型踏板"（以更加运动型的训练为主，没有复杂的舞艺）"心血管踏板操"和"踏板舞"（针对有经验的踏板练习者，以更复杂的舞艺为主）。踏板训练课程进行的节奏应该把心率保持在每分钟 130 次以下，这样才能达到最大的安全，并把受伤的风险降到最低（Miller，1994 年）。为了在这些类型的课程中保持你的体适能水平，尽量每周参加三到四节这样的 60 分钟课程。为了提高你的心肺体适能水平，考虑参加不同类型的踏板课程。有些踏板课程会把你的心率保持有稳定的训练状态，而另一些（比如那些更加运动型的训练）则会以更加间歇训练型的方式训练你的心血管系统。踏板训练之所以流行的原因之一，缘于它采用标准化的动作和提示；踏板练习者可以参加世界任何地方的踏板课程，知道教练用的都是同一套动作。有些人觉得用在综合舞蹈课程里的动作数量可能多得都数不清，对于觉得太难的这些人，全部都做特定动作也是一个舒服的替换。

- **室内动感单车**。室内的骑车训练一直是最受欢迎的心血管晨练方法之一。究其原因，可能是这些骑车课程比其他课程通常要短（45 分钟，而不是 60 分钟），而且在团体健身课程安排中，它往往是一天里的第一节课。室内团体动感单车的目的在于，主要通过间歇状态或稳定状态的练习来训练心脏；作为附带的结果，还能增加腿部和臀部的力量。把室内骑车添加为你心血管晨练的课程有一个很大的好处，就是不论你处在什么样的地理位置或者户外的天气如何，你在任何时间都能得到一次模拟户外活动的体验。在团体锻炼的课程安排中，有代表性的室内骑车课被称为“间歇循环”（以间歇骑行为主）和“恢复性骑车”（以稳定状态的训练为主）。为了总体的安全，骑车训练课程应当包含的每分钟转数，是在 80 ~ 110 次之间（锐步大学，1980 年）。为了在这些类型的课程中保持你的体适能水平，在多数课程时间里，要参加包括稳定状态训练在内的骑行（一个表现可能就是音乐没有快慢之间的变化）。不过，这些类型的课程一般比间歇骑行要更少见。为了提高你的心血管健康，要参加更多传统类型的骑车课程，这些课程把强度较高和强度较低的活动穿插起来进行；这就叫做间歇训练。对于大部分的骑行，多数课程建议给自感用力度的评分在 7 ~ 9 之间（关于自感用力度，见 92 和 93 页）。对于间歇训练更具体的描述在本章就结束了。

- **浅水和深水训练**。水中训练（也叫“水训练”）指的是在水里或者脚触池底或水底（浅水训练），或者身体系着专用的漂浮带以垂直的姿势悬浮（深水训练）而进行的锻炼。水中训练的目的是通过比陆上更具挑战性的方式给心脏和肌肉骨骼系统增加压力。其他的好处包括：减轻对骨头和脊柱的震动冲击；通过出汗降低对于强度的意识；通过团体中的动力增加了乐趣；由于多种可用的水中辅助手段而使得装备不断变化；还有，运用只对水中训练独有的下列原理：阻力、加速度和浮力（Kravitz 和 Mayo，1997 年）。

阻力指的是对一个运动物体排掉的水分子量，也就是说，一个穿过水而运动的物体的表面积越大，这个物体为了完成运动而必须产生的力量也就越大。关于阻力，有一个惊人的事实：水的阻力是空气阻力的 12 倍。仅仅在水中走路，就比在空气中走路要难上 12 倍，所以，你在水中需要比在陆上多付出 12 倍的努力！加速度是指通过接触其他分子而获得的运动速度，这可以指对泳池底和泳池壁，或者对水本身。最后，浮力是指一个物体朝着被淹没的相反方向进行运动的能力；继而，是漂浮的能力。

列在团体锻炼时间表上的水中课程一般被称为“水健身”“水中走路/水中

慢跑”“水循环训练”“流动的力量”，诸如此类。因为一些课程以力量为主，而另一些课程以心血管耐力为主，所以，对于所有课程都没有每分钟心跳次数的理想建议。为了在这些类型的课程中保持你的体适能水平，尽量每周参加三节到五节水中课程，以心血管耐力为主的课程多于以力量为主的课程。为了提高你的心血管健康，尽量每周上四到六节水中课程。这些课程应当在深度（浅水或深水）上、在使用的装备上以及——最重要的——在强度上都有所变化。

如果你觉得自己已经达到了一个点，在这个点上，你注意到体适能水平没有进一步的改变或提高了，那么，你可能就已经达到了所谓的体适能平台期。如果到达了平台期，解决方法就是通过新的运动带来新的肌肉刺激，将运动的常规进行重组。为了克服体适能平台期，水中环境往往是最具超负荷的解决办法。因为水能够提供比空气更大的阻力，仅仅是你正在做的水中走路的常规练习，就可以保证消耗更多的热量，增加心血管的收获，并且带来全新的健身乐趣。

• **合成锻炼形式**。随着更多的健身爱好者认识到要摆脱平台期，开始用间歇和循环的形式改变他们的常规锻炼，合成形式很快就变得流行起来了。合成锻炼，有时也叫混合锻炼，是指把通常不会出现在同一类型课程中的形式合在了一节课程里。假如是这样的话，比起你只能选择一种形式来体验，合成课程的目的就是给你带来更多的好处。另一个目的是，帮助当今忙碌的锻炼者们在较少的时间里体验到较多的好处。可以肯定的是，有些合成形式强调力量（如：举重和普拉提）和柔韧性（如：太极拳和瑜伽），但我们在这里强调的是那些把心血管的好处合成在一起的训练。举例说明出现在团体锻炼课程中的这种合成形式：“踏板与高低冲击性心血管训练”“骑车与 BOSU 平衡训练合成”（BOSU 代表“两方面都用上”，在 BOSU 中，把一个稳定半球装在一个平的台子上面，然后放到地板上）和“水中心血管合成训练：深水与浅水。”由于这个趋势非常之新，合成形式可能正是你还没有发现的团体锻炼形式，它可以通过多种刺激给你的心血管系统增加压力，让你用尽可能短的时间达到最大化成果！

• **间歇训练**。间歇训练的意思是通过运用强度水平来训练心脏。它既可以指在一节课里使用的技巧，又可以指一节课本身。在间歇训练期间，你给心脏施加压力，然后又在通过较低强度继续锻炼的同时而让它恢复。在传统上，训练的目标一直都是把训练水平提高到那个强度，保持在那里，然后过渡到一个不同的强度水平。不过，在间歇训练的形式中，你提高了运动的水平，然后从那个状态间或地进入更高的无氧状态（在不用氧气的状态下锻炼，几乎屏住呼吸）。接着，你又回到原来的强度水平，不是休息，而是回到先前的有氧状态。这种状态叫做主动恢复，运动的强度足够低，以便于乳酸的排出，乳酸是为身体制造能量的系统所产生的副产品。

间歇训练的重大优势就是，在和一节传统课程同样的时间量里，能做更多的功，可以提供诸如这样的好处：消耗更多的热量、进行更多的心血管训练和更多的 VO_2 最大值（最大摄氧量）训练。VO_2 最大值训练指的是肺部使用空气的能力；你越健壮，你的 VO_2 最大值就越高。研究表明，为了燃烧更多热量，你需要以更高的强度进行锻炼（Kravitz，1994 年；McArdle、Katch 和 Katch，1998 年）。你提高了体适能水平，是因为在你进行了确实艰苦的运动之后（90 秒钟到 1 分钟之间），并没有回到休息状态，而仅仅是降低了强度，强迫心脏在继续运动的同时进行恢复。为了保持体适能水平，你进行高强度训练的时间要么应当和恢复时间相同，要么应当短于恢复时间。一个例子可以是跑（高强度部分）1 分钟，然后较慢地跑（主动恢复部分）1 或 2 分钟。为了提高体适能水平，你的努力时间必须超过恢复时间，这样的话，你可以跑 1 分钟，然后走更短的时间（如 30 秒钟）。

间歇训练有别于稳定状态训练。后者讲的是旨在把心率保持在一致水平上的任何心血管活动。如果你是在停训之后又健身的，或者是新开始健身的，那么，稳定状态训练会提高你的体适能水平。不过，如果你是一位劲头十足的锻炼者，稳定状态训练会保持你的体适能水平，而你终将到达心血管的平台期。为了提高你的体适能水平，考虑把一些间歇训练包括到计划中，改变你的常规，使你的身体通过主动恢复更加刻苦地锻炼。

• **循环训练**。比起与运动强度的关系，循环训练与特定运动的关系更大。循环训练的目的是在相对较短的时间内满足不同的锻炼模式。一节循环训练课可以是有氧的，无氧的，力量的；或者是在指定时间内每一个内容的组合，这些内容叫做“站”。为了保持体适能水平，你可以选择至少两种形式的心血管训练，并且让它们平均地变化。例如，你可以在走路和跑步之间一段一段地交替进行，走 5 分钟、跑 5 分钟。尽管由于在强度上有变化，它是一个间歇训练，但它同时也是一个循环训练，因为你选择了两种不同类型的心血管运动。为了提高心血管的力量和耐力，你可以选择几种类型的心血管锻炼，并用一些力量动作穿插其中，这些力量动作能在增加肌肉块头的同时使你保持心率上升。例如，你可以在跑 5 分钟和走 5 分钟之间穿插进 1～3 分钟的原地下蹲。

总之，要在早晨的心血管锻炼中改善心血管的力量，最重要的方式之一就是把间歇训练和循环训练都包括进去（美国运动委员会，2003 年，2004 年；Gladwin，2003 年）。由于间歇训练和循环训练都取决于强度选择和运动选择这两个因素，几乎任何类型的锻炼或课程（踏板操、骑车、低冲击性心血管训练）都可以包括间歇训练或循环训练。因为生命的强度永远不会固定不变，这些类型的训练会使你准备就绪，来把握生活的挑战：改变是肯定的！日常活动里往往包含着强度和持续时间的突然变化，事先几乎没有征兆（比如，正在驾驶着汽车，车突然失控跑偏，撞进了杂货店）。间歇训练和循环训练能够帮助你应对日常的压力和突发情况。

每天晨练计划

到现在为止，你已经具备了开展锻炼的全部常识。你已经检查过了自己的选择，了解到了给身体补充燃料的最佳方式，对你的身体如何反应有了思想准备，并让自己熟悉了通过我们大脑—身体—呼吸相结合的概念而保持精神集中和全神贯注的重要性。现在，是时候来学习和了解如何将其付诸实施了。我们已经为你准备好了。你所要做的，就是确定自己这一天或这一周的目标，选择活动，选择最适合目标的强度水平，决定花多少时间，然后——把握今天！把握属于你的这一天！

如何使用本书的训练计划

这一部分的锻炼计划按照类别进行了划分。今天早晨你想要轻松的训练吗？那么，看一看初级锻炼分类里可供选择的内容（第 7 章）。当你感觉需要锻炼的时候，而身体却告诉你要向后退一步，那么，这些锻炼计划就是非常理想的。它们的目的是提升你的心率，会让你燃烧热量并保持体适能水平，而同时按照使关节压力降到最低的强度来训练。随着你进入轻松的训练节奏，你的大脑—身体—呼吸结合就能变得活跃起来。

今天早晨你想要有一点挑战吗？那么，就从中级类别里选择一个锻炼计划（第 8 章）。这些锻炼旨在帮助你随着在锻炼中多投入一些努力而提高心率反应。在这里，因为你要渐渐地鞭策自己向前迈进一些，你的强度水平也更高一些。由于你要把精神集中在身体反应上，看看身体对于提高了的强度水平会做出怎样的反应，由于你一定要合乎标准地保持自己的姿势，你的大脑—身体—呼吸结合在此很重要。

今天早晨你需要把自己推向极限吗？那就从高强度的类别中选择一个锻炼计划吧（第 9 章）。如果你的目标是要提高体适能水平并要看出显著的变化，比如减轻体重或者为参加赛事而训练，那么，为了能让自己实现目标，你在一周的早晨锻炼中需要包括一次或两次的高强度训练。这些锻炼旨在把你从正常的训练水平再提高一步，因此，为了达到这一步，一定要先花时间用初级锻炼和中级锻炼来使自己得到提高。使用大脑—身体—呼吸的结合，倾听自己身体的信号，看它对提高了的要求反应如何。人类的身体是一架令人吃惊的机器，它被设计得能够迎着训练积极前进，并做出积极的反应。你会很惊喜地发现自己的体适能水平只在很短的时间内是如何提高的。

记住要平衡自己的锻炼，并且把恢复性锻炼包括到每周的常规中去（第 10 章）。是的，我们还包括了可供你从中选择的恢复性锻炼计划。这样，你就万事俱备了！

每一个锻炼计划都是按照很容易去做的形式安排的。包括了锻炼的一个大致的概念，即：你的锻炼内容是什么，你的注意力应该集中在哪里。在每个锻炼计划中，我们都用强度水平的分格把锻炼进行时间上的分配。每个时间结构都有 些提示，帮助你完成这些锻炼。对于更加技巧型的提示，参见第 3 章、第 4 章和第 5 章的活动描述。每一个锻炼计划都是完整的，还包括了放松，这样，在你分配给自己锻炼的时间里，你就可以从头做到尾了。听起来容易吗？的确这样！

如何测量你的强度

如果人们发现他们没有达到健身目标，那通常是因为他们没有按照足够的强度来锻炼。能使锻炼产生效果的是它的强度。在第 5 章中，我们讨论过冲击性与强度的区别。冲击性并不决定你的强度级别。强度是你在锻炼中所投入的费力程度。

一些活动在本性上就比另一些活动更加剧烈。有一些活动为了能够按照它们要求的那个强度和冲击力水平参加，就必须进行训练。例如，竞走比健身走更剧烈，需要你逐渐达到那个强度级别。有些人出于生物力学方面的限制，可能永远也不能达到竞走的强度级别。成功的关键是要选择一项你喜爱、并且在体力上也能以正确的强度水平参加的活动。在本节中，我们不去按照强度顺序列出这些活动，而是来看一看如何通过给自感用力度评分来监控你的强度。

自感用力度是一种以你自己感觉的形式为基础来确定强度级别的方法，它反映了你的头脑和身体之间的相互影响。由于它跟我们关于大脑—身体—呼吸相结合的观念是相匹配的，它对于心血管晨练是一个非常理想的方法。生理上的体验和发生在身体锻炼期间的生理情况是相关的。自感用力度是一个主观的判断，因为它包含的信息是你对情感上和身体上这两方面的感觉。你的信号频率越强——你的呼吸、你的肌肉反应等等——你对自己费力程度的感觉（自感用力度）就越强烈。研究表明，自感用力度的评分证明了你在有氧运动期间心率与正在摄入的氧气量之间的关系。

出于本书和我们锻炼的目的，我们将使用从 1～10 的自感用力度级别（在任何特定的活动时间段中，1 是最容易的，而 10 则是用到了最大力气）。这就可以让你对于任何特定活动时间段里锻炼的用力程度进行评价。1 级表示只用了极轻松的力量，比如坐着休息，此时的呼吸很舒服，处于正常的速度。我们一般使用 3～5 级来表示逐渐热身的进度。在 3 级，只需要用最小的力气来运动，呼吸是舒服的；而在 5 级，用力程度变得多少有些难了，呼吸和身体上的用力程度也变得明显了。我们一般使用 7～9 级来表示用力程度从中级到剧烈。在 7 级，运动已经变得困难了，更加沉重的呼吸模式很明显；而在 9 级，运动是极其艰难的，一个人变得气喘吁吁了。10 级表示用到了最大的力气。

自感用力度的基本理论在于，我们每个人都有最大限度的训练水平。我们进行运动的每一个时间段都应该有一个预先指定好的用力程度的数字，跟锻炼目标是互相结合的。为了取得最理想的结果，根据你早晨锻炼的目标，我们建议你在 5～8.5 的范围内进行几个时间段的训练。但要知道，你应该感知自己的身体，在自己的极限范围内锻炼。给自己感觉的运动强度评分，没有正确与错误的方法。以你感觉你的锻炼有多费力为衡量基础，对于给自己分级和评分的这个指导方针熟悉起来就可以了。

虽然没有正确或错误的评分，但它有助于清楚地理解这个描述的意义。你对有氧锻炼的感觉如何，还有你的肌肉反应如何，尤其是腿部，你需要把这两者联系起来。

随着你对清晨锻炼计划提高体适能道路的摸索，感知你的身体，专注于你的呼吸，让你的思想指导你。把握今天！准备开始锻炼吧！

7

初级锻炼

本章包括的是初级锻炼计划。那些刚刚开始锻炼的人，还有那些寻求对繁重的训练做个补充的人，这些锻炼都很理想。

每一项锻炼都是从完整的热身开始的。由于热身是为你后面要进行的锻炼其余部分专门做准备的，所以一定要跟着列出来的指导方针去做。

当你开始锻炼的时候，先花些时间把想象包括进来，可以帮助你使得大脑—身体—呼吸的结合发挥到最大限度。例如，如果你选择了划船器的锻炼，就闭上眼睛，深呼吸，想象着你就要在风和日丽的一天划过平静的湖面了。随着你增加锻炼强度，感受着清凉的微风吹拂着你的面庞，想象着湖边环绕的青草树木散发出的清香气息。或者，如果你选择爬台阶机的锻炼，就闭上眼睛，深呼吸，想象着你是在一座大山里，就要沿着盘卧在山麓丘陵里天然石径去远足了。在一个天气温暖、阳光灿烂的日子里，想象着身边大地的美景，想象着附近向你奔涌而来的湍急溪流声。这些想象可以帮助把你早晨的锻炼变成一项冒险的经历，让你获得力量，精力充沛，耳目一新。

每一项锻炼计划中都包括了放松——关于恢复性训练的概念，请参见第 10 章。

最后，在整个这一章里，出现在表中第二栏“RPE”的这个缩写是指自感用力度的评分。在第 92 页、小标题为“如何测量你的强度”的这一节提供了测量用力程度的指导方针。

休闲走——平地

清晨到户外去走路，享受新鲜的空气和光芒四射的日出，那可真是美好的时光啊！尽量调动你所有的感觉，注意你周围小鸟的啁啾声和空气的清香。为了进行锻炼，你需要找到一条相当平坦并且没有山坡的小道。这项锻炼的目的是增强心血管的耐力。

分钟	RPE	说明
1–5	4	热身：用轻松的步速开始；双臂前后轻轻摆动。
6–8	5	一定要用整个脚，从脚后跟到脚趾卷动着走。
9–11	5	保持腹肌收紧，集中注意力让肚脐贴向脊柱。
12–15	5	在 30–45 秒钟的间歇里，用前脚掌和脚后跟交替地走。保持双臂贴近体侧，避免在身体前横向摆臂。
16–18	5	集中于前后摆臂。
19–20	4–5	放松：精神集中在呼吸上，让心率降低下来。

健身走——连续坡路

把昨天发生的所有事情都抛在脑后。今天早晨就是新的一天。把精神集中到自己身上，把精神集中到此时此刻。找一条有标记的小道或人行道，刚开始出发的路是平的，然后就有了多次上坡下坡的坡度。你需要把强度增加 3 分钟左右，然后用 3 分钟左右恢复。这项锻炼的目标是用间歇训练增强心血管的力量和耐力，用积极的态度给自己补充动力，并帮你继续完成一天的任务。

分钟	RPE	说明
1–5	4	热身：用轻松的步速开始；双臂前后轻轻摆动。
6–8	5	继续相同的步速，手臂开始在体侧加快摆动。
9–11	7	你在这里要开始爬第一个坡了。集中精神让肚脐贴向脊柱，保持后背伸直。尽量不要从髋关节向前倾。
12–14	5	下坡的恢复时间；脚上保持轻松。
15–17	7	2 号上坡：加快步速，加快摆动双臂。
18–20	4–5	放松：在你下坡的时候，把精神集中在呼吸上，随着你的心率很快降低，感觉呼吸平静下来。

公路骑车——平地

在清晨骑车是一种非常好的锻炼方式。你不必担心路上有太多的车，在炎热夏季的几个月里，清晨的天气往往要凉快得多。凉爽的空气轻拍着你的面颊，清早新鲜的空气让你在一天的时间里都精力充沛。对于这项锻炼，没有坡的平地或者土路或者铺好的自行车道最适合了。要避开有着大块松散碎石的小道。县里、镇里或州里的公园都是这项活动非常好的资源，因为那些路都有安全设计。这项锻炼的目标是增强心血管的耐力并增加腿部的力量。

分钟	RPE	说明
1–5	4	热身：保持均匀的蹬踏动作，保持脚是平的，踝关节弯曲。
6–18	5	增加一点强度。集中精神保持稳定的姿势，同时让腹肌参与进来，保持肩部有力和稳定，挺胸。保持腰部在中间的姿势。
19–20	4–5	放松：把精神集中在呼吸上，减慢蹬踏的动作。

跑步机

当今，跑步机已经成为最受欢迎的锻炼器材之一。清晨在俱乐部和锻炼场所的情景证实了这种锻炼方式的普及性：一般来说，几乎每台跑步机都被占用了。另外，很多人家里也有跑步机。这是一种非常好的方式：从床上跳起来，在冲澡之前先得到心血管锻炼的收获，然后为一天做好准备。在跑步机上走路是一项低冲击性的锻炼，对关节比较轻松。这项锻炼是以燃烧脂肪为唯一目的而设计的。在心血管的功能或容量上，你不会发现有重大的收益，但是你会让新陈代谢这个火炉被点燃。记住，不总非得是超级剧烈才能达到最大的成果——变化引起改变，通过连续地变换强度和持续时间，你的身体必然会有所反应。

分钟	RPE	说明
1–5	4–5	热身：用轻松的步速开始；双臂应前后摆动。
6–8	6.5	注意力集中在你的脚上，通过第二趾卷动着走。
9–17	6	加快摆臂，保持双臂贴近体侧。
18–20	5	放松：用心从头到脚检查自己的身体，把精神集中在你的身体感觉上。

椭圆机

椭圆机是一件非常受欢迎的运动器材，因为它以无冲击性的锻炼方式把走路和跑步的动作结合在一起。这项锻炼旨在增强你的心血管耐力，而同时对身体是比较温和的。由于你在做的是重复动作，这是一个非常好的时机，让你能把精神集中在身体对于整个动作幅度的感觉上（如果有活动扶手的话，使用活动扶手能燃烧更多热量）。

分钟	RPE	说明
1–5	4	热身：握住固定扶手。保持舒服的步速，让你能够舒服地呼吸。
6–8	5	加上活动扶手，集中精神保持腹肌收紧。
9–11	5	握住固定扶手，把骨盆保持在中间的位置。
12–15	5	加上活动扶手，让你的脚后跟自然抬起。
16–18	5	用前脚掌来推动脚踏板。
19–20	4–5	放松：随着你逐渐减慢步速，使之降到和热身步速相当的程度时，握住固定扶手。

爬台阶机

在这个美好的早晨，让你把思想集中在如何达到锻炼目标上吧。如果你的目标是心血管耐力和加强腿部力量，那么，这就是适合你的锻炼。只要你正确使用爬台阶机，这可以是一项能让你保持心率的非常好的锻炼。尽可能保持身体直立很重要，不要向前倾，也不要把身体重量都压在扶手上。如果以这种方式向前倾，这项锻炼的目的就落空了，因为你不是在使用腿部的力量。当你在进行这项锻炼的时候，从头到脚检查自己的身体，看看脚在脚踏板上的位置是怎样的。

分钟	RPE	说明
1–5	4	热身：用较慢、但是稳定和有节奏的速度开始踏。努力做出有力的垂直姿势，让你的髋关节和膝关节每一步都能充分伸展。集中放松肩部和手臂。
6–18	5	保持腹肌收紧，让腿来进行大部分的工作。挺直站立，把精力集中在姿势上，让耳朵、肩部和髋关节保持一条直线。一定要把脚保持在脚踏板上。
19–20	4–5	放松：降低强度。一定要保持上半身的肌肉放松。

室内健身自行车

如果今天早晨下雨了，或者你就是更喜欢在室内骑车，那么，这是一种很好的锻炼方式。因为这项特别的自行车锻炼是耐力骑行，它给了你一个身心结合的机会。

分钟	RPE	说明
1–5	4	热身：通过让腹肌参与进来，使躯干成一条正确的直线。用轻松但稳定的速度开始蹬，逐渐加快速度。你的呼吸在一开始应该是轻松的，随着你加快蹬踏的动作，呼吸也变得沉重了。
6–11	5	增加一点强度。重点在于运用顺畅的蹬踏动作，并让两条腿平均用力。继续这个强度水平。把膝关节保持在脚趾之上，防止膝关节从一侧向另一侧摆动。
12–15	5–6	这时，要督促自己再努力一点。想象着你刚开始爬一个小坡。
16–18	5	把强度降下来只一点点，做好放松的准备。
19–20	4–5	放松：把强度降到轻松的骑行。这里不要加太多阻力。想象着你正在平地上骑，几乎没有风的阻力。

划船器

划船是一项非常好的全身锻炼，能增强心血管耐力，并能帮助增加上半身和下半身的力量。在你进行划船锻炼的时候，好的姿势和技巧都非常重要。想象你自己通过每一个划船的动作，从起点划向终点。你的肩部在哪里？你的腹肌是不是正在支撑下背部？你的双脚放在脚踏板上了吗？深呼吸，清除你头脑中的任何忧虑，把精神集中在呼吸的模式上。尽可能地努力保持用力和动作一致。

分钟	RPE	说明
1–5	4	热身：每分钟划 8–10 次（SPM）。
6–18	5	逐渐增加每分钟的划船次数。保持腹肌收紧，集中注意力把你的手拉向肩部。把握好节奏，专注于一致和连续的划船动作。
19–20	4–5	放松：8–10 次 SPM。

跳　绳

在这个轻松强度的锻炼中，你可以把各种类型的有氧运动穿插到跳绳的时间段（30到 60 秒钟）里面。这项锻炼的目标是增强心血管耐力，并加强腿部和腓肠肌的力量。要确保你跳的绳子适合你的身高（关于选择跳绳的说明，见第 5 章）。检查自己是否保持了直立的姿势，挺胸，腹肌收紧。

分钟	RPE	说明
1–4	4	热身：原地踏步，同时用一只手把跳绳摇成圆圈。
5–8	5	把跳绳放到地上，假装你正在用双手摇动着它。用右脚、然后用左脚交替地轻跳。如果需要的话，在这之间可以踏步。
9	6	换脚跳绳 30 到 60 秒钟。
10–13	5	用左脚跳到右脚做侧步跳，在跳过绳子之后，轻拍左脚，换到右脚。然后用右脚重复。
14	6	换脚跳绳 30 到 60 秒钟。
15–17	5	把跳绳放到地上，假装你正在用双手摇动着它。从右脚到左脚交替地轻跳。如果需要的话，在这之间可以踏步。
18	6	双脚跳绳 30 到 60 秒钟。
19–20	4–5	放松：把绳子放到地上，原地踏步。

休闲游泳

不论在室内还是在户外，游泳都是可以在早晨进行的一项极好的运动。在这项锻炼中，我们把重点放在自由泳和仰泳上，但是，如果你愿意用更适合自己的不同泳姿来改变这项锻炼的话，做就是了。

分钟	RPE	说明
1–5	4	热身：选择你喜爱的泳姿，游过泳池，再游回来。
6–11	5	自由泳：把注意力集中在正确的、有控制的呼吸模式上。
12–15	5	仰泳：保持肚脐贴向脊柱，放松颈部。
16–18	5	自由泳：保持双手的杯形。
19–20	4–5	放松：仰着游，用青蛙式的动作做踢腿。

浅水走路

如果你能在你家附近找到户外游泳池，这就是开始一天的好方法。想象在你进行这项令人兴奋的锻炼时，暖和的阳光照着你的脸，凉爽的微风从脸上吹过。使用水的阻力帮助增强力量和耐力。

分钟	RPE	说明
1–5	4	热身：走过泳池，再走回来，双臂在体侧摆动。
6–8	5	走过泳池，再走回来，手臂交替向上伸向天花板或天空。
9–11	5	原地做摇木马：让右腿在你身体前面成90°角，左腿向臀部后伸。30秒钟后换另一侧。
12–15	5	原地做1分钟青蛙踢腿，再做1分钟的越野滑雪与之交替。青蛙踢腿：双脚一齐起跳，双膝分开，双臂在身体前面向下推。越野滑雪：向前穿过泳池，同时交替使用双臂和双腿。
16–18	5	轻松地慢跑，来回穿过泳池。
19–20	4–5	放松：走过泳池，再走回来，双臂做划圆的动作。

休闲走——平地

这项走路锻炼不必包括许多坡，应当在平坦、弯曲的路上进行。它的目的是增强心血管的耐力。首先检查一下户外的温度，然后穿上合适的衣服。你需要保护自己免受阳光的照射，再随身带上水瓶。

分钟	RPE	说明
1–5	4	热身：用轻松的步速开始；在整个的锻炼过程中，双臂前后轻轻摆动。
6–16	5	开始加快步速。把全部注意力都放在你的姿势上——耳朵、肩部、髋关节应该成一条直线，腹肌应该也参与进来。
17–21	5	为了使用脚部的不同肌肉，开始用之字形的方式走对角线。保持双臂贴近身体，肘关节弯曲；不要在身体前面从一侧向另一侧摆臂。
22–25	5	回到走直线。加快摆臂，继续保持这个步速，直到放松。
26–30	4–5	放松：逐渐减慢步速，让双臂前后摆动。

健身走——连续坡路

对于加强小腿和腓肠肌的力量，坡路训练是一个非常好的练习。你不必非得跑步进行坡路训练才能达到效果。在你的住处附近找一条有两三个坡的路，但坡度不要超过4%。把目标集中在到达山坡的顶点，而同时保持稳定的心率。

分钟	RPE	说明
1–5	4	热身：用轻松的步速开始；在整个的锻炼过程中，双臂前后轻轻摆动。
6–11	5	在这个平坦的路段上开始增加强度。
12–16	7	加速摆臂，让你的腿使劲向上坡走。尽量从踝关节、而不是从髋关节向前倾，保持挺胸。
17–21	5	用心并轻松地走下坡，这是恢复的时间。
22–25	7	走回去再上那个相同的坡——保持挺直的姿势，保持微笑！
26–30	4–5	放松：再向回走下坡去，让心率降下来。

公路骑车——平地

这项锻炼是一种非常好的方式，能让自己醒过来，投入到锻炼中去，清理一下自己的头脑。有了这个骑行，你的目标就可以集中在呼吸的方式上：用鼻子吸进空气，进入肺部，然后，如果你能做到的话，再从鼻子呼出。集中精神保持大脑一身体一呼吸的结合，同时对自己周围的环境保持警觉。

分钟	RPE	说明
1-5	4	热身：检查自己的身体，对自己的姿势有一个认识。坐在自行车上，进入到一个舒服的姿势。用轻松的速度开始蹬踏，几乎不加阻力。在这个时间段里，集中在顺畅的蹬踏动作上，让腿部肌肉热起来，准备好后面的锻炼。
6-25	5	把精神集中在周围的环境上。一边欣赏着路上的风景并深呼吸，一边对你周围的道路和交通状况保持警觉。
26-30	4-5	放松：但愿你在整个骑车过程中都能够用鼻子吸气和呼气。如果不能的话，随着你心率的降低，可以做到。

跑步机

这项锻炼的形式是心血管循环训练，走路或跑步都可以。你的目标是提高从第一次到第二次的输出水平和力量。在整个锻炼中，一定要保持正确的姿势。

分钟	RPE	说明
1-4	4	热身：一直走到你的核心部位温度上升，达到可以运动的程度。
5-7	6	开始推动自己把强度增加一些。
8-9	5	向下减一点，降低强度。
10-11	6	再增加强度。你此时的呼吸会更明显一点。
12-13	5	降低强度，让自己喘口气。
14-15	7	增加强度。这段是你锻炼的高峰！
16-18	5	通过降低强度，在第二次高峰到来之前进行恢复。
19-21	6	这时你又一次开始了循环！
22-23	5	把强度再降低一点。
24-25	6	再次把强度向上加几级。
26-27	5	降低强度，让自己喘口气。
28-30	4	放松：注意力集中在恢复和均匀的呼吸上。

椭圆机

让你的心肌运动起来应该是每天早晨头号要优先考虑的事情。对于增加心率和血液循环、而同时不给关节造成负担，椭圆机是一种非常棒的方式。如果机器有扶手的话，在这项锻炼中要使用。

分钟	RPE	说明
1–5	4	热身：握住固定扶手。开始先用轻松和顺畅的速度蹬踏，保持整个脚都在脚踏板上。避免只用前脚掌来蹬踏，因为你需要让脚部的所有肌肉始终用这个动作幅度运动。
6–15	5	加上活动扶手，让脚和腿都自然地运动。推动脚踏板向前转动。集中精神保持脊柱的中立，并收紧腹肌。
16–25	5	推动脚踏板向后转动。继续集中精神保持脊柱的中立，并收紧腹肌。
26–30	4–5	放松：握住固定扶手，把你蹬踏的速度逐渐减慢到接近热身的速度。在这一小节结束的时候，你的呼吸应该开始慢下来了。

室内健身自行车

有的时候，听音乐能帮助激励你增加训练的难度。音乐会帮助你头脑清醒，提供给你一个可以进行同步蹬踏动作的拍子。这可以帮助防止你踏得太慢。这里是一个耐力骑车锻炼计划，最好试试听着音乐来做，因为你在整个骑行中都需要保持每分钟相同的转数。

分钟	RPE	说明
1–5	4	热身：直立坐好，挺胸，沉肩，收腹，让躯干成为一条直线。开始用轻松和容易做到的速度蹬踏，同时注意不要在车座上弹起来，去感觉你脚下的踏板，确保双脚和地面平行。
6–25	5	开始增加强度，找到一个适合你骑完全程的速度。选择和你的速度相配的音乐。保持背部伸直，腹肌收紧。肩部放松，远离耳朵，保持颈部伸长。把精神集中在积极的想法上。
26–30	4–5	放松：精神重新集中到呼吸上。

爬台阶机

对于提高或保持你的心血管健康水平，早晨醒来在爬台阶机上锻炼是一种非常好的方式。你的身体得到了休息，能量也得到了恢复，所以可以进行这项挑战性的活动了！有了爬台阶机的练习，你会觉得好像的确是进行了非常艰苦的锻炼，甚至可能大汗淋漓，以帮助清除你体内的毒素。在锻炼之前、之中和之后，都要记住补充水分。在这项训练中，你的重点是心血管耐力和平衡。

分钟	RPE	说明
1–5	4	热身：用轻松而稳定的速度开始蹬踏。通过做到姿势的垂直挺拔，身体成一条直线——避免在腰部向前弯曲。在你调节蹬踏技巧的时候，尽量不要降到最低点（脚踏板碰到地面）。挺胸，双臂略微弯曲。
6–15	5	随着均匀的蹬踏动作而增加强度，尽量让双臂前后摆动。保持腹肌收紧，来帮助你维持平衡。
16–21	5	把双手放在扶手上。尽量不要靠在器械里；手放在扶手上只是为了平衡作用。从头到脚检查一下自己的身体，看看在需要的地方是不是还保持着直线的姿势。
22–25	5	尽量让手离开扶手，加速摆臂，精神集中在平衡上。
26–30	4–5	放松：开始降低强度，在整个这一小段间歇里继续这么做。放松肩部，让肩远离耳朵，随着呼吸恢复到正常，把注意力集中在呼吸的形式上。感觉一下你的肌肉对于降低了的强度有什么样的反应。

划船器

不论你是在进行实际的划船，还是只想要进行一项很好的心血管锻炼来加强自己的上半身力量，这项锻炼都适合你。在这项锻炼中，根据你的体重，你可以燃烧 250 ~ 350 卡路里的热量。这项锻炼燃烧的热量比自行车锻炼还要多，因为你是在同时使用上半身和下半身。

分钟	RPE	说明
1–5	4	热身：每分钟划 8~10 次（SPM）。
6–21	5	逐渐增加每分钟的划船次数。保持这个速度，把精神集中在手划桨的动作上，同时集中在使用背肌上。经过脚之后再压回去，把腿伸长，直至完全伸展。大腿收缩，来支撑膝关节。
22–25	5	吸足一口气，尽量将胸腔向两侧和后面展开。
26–30	4–5	放松：8~10 次 SPM。慢慢呼吸！

休闲游泳

对于燃烧热量和正确地对待自己的心脏，游泳是一种非常好的运动。心脏是如此重要的一块肌肉，比起只使用腿部的其他一些锻炼，同时运动双臂和双腿更能增加你的心率。记住，你在水中的心率比在陆上要低，因此，在你确定 RPE 的时候，一定要把这点算进来。

分钟	RPE	说明
1–5	4	热身：选择你喜爱的泳姿，游过泳池，再游回来。
6–11	5	自由泳（爬泳）：精神集中在呼吸上，每次都把头部斜向同侧会效率更高。
12–16	5	仰泳：每次动作都伸长手臂和腿部；对侧应该感觉好像有人从相反方向拉你。
17–21	5	侧泳：保持腹肌收紧，记住 2 分钟后换到另一侧。
22–25	5	自由泳（爬泳）：保持双臂高效的划水动作。
26–30	4	放松：选择你喜爱的泳姿，游过泳池，再游回来。

浅水走路

这项锻炼在室内和户外进行都可以，要看你那天的感觉如何，还有天气的情况怎么样。不论是哪种方式，这都是一项非常好的心血管耐力锻炼，有着各种动作，以至于你不会在水里觉得无聊。重点是要使用水的阻力来帮助你增强臂部和腿部的力量。

分钟	RPE	说明
1–5	4	热身：走过泳池，再走回来，双臂在体侧摆动。
6–8	5	走过泳池，再走回来，手臂交替向上伸向天花板或天空。
9–11	5	原地做摇木马：让右腿在你身体前面成 90°角，左腿向臀部伸展。30 秒钟后换另一侧。
12–15	5	前踢腿：在向前走过泳池的同时，把腿向前踢；双臂向外推向体侧，从水中穿过。前踢腿和抬腿交替做：抬起腿，向后伸直，挤压臀肌，但不要伸展下背部。双臂向前推，从水中穿过。
16–18	5	轻轻地慢跑，来回穿过泳池。
19–21	5	走过泳池，再走回来，手臂交替向上伸向天花板或天空。
22–24	5	一条腿向外侧踢，同时用对侧的手臂向前击。保持髋关节与前方成直角，脚趾向前，避免腿部转向外侧或者转动髋关节。
25–27	5	轻轻地慢跑，来回穿过泳池。
28–30	4–5	放松：走过泳池，再走回来，双臂做划圆的动作。

休闲走——平地

走路是最好的运动形式之一。走路非常容易做到，因为除了一双好的走路鞋，你不需要任何器材。在你的住处附近找一找可供走路的不同小路和街道，以便你能有两三条路线可以选择，这样就不会觉得烦了。走到户外，和大自然在一起，能够帮你感到平静和安宁，真正把精神集中在运动目标上。这是一个在平地上进行的锻炼，可以帮助提高你的心血管耐力。你需要找到坡度最小的路线。

分钟	RPE	说明
1–5	4	热身：用轻松的步速开始；双臂前后轻轻摆动。
6–14	5	永远要记住自己的姿势：耳朵、肩部和髋关节应该在一条直线上。
15–18	5	在 30~45 秒钟的间歇里，用前脚掌和脚后跟交替地走。双臂在肘关节弯曲，保持贴近体侧。
19–25	5	恢复到正常走。脚步保持轻松。
26–31	5	开始用“之”字形的方式走对角线；这能使你的大腿内侧和外侧运动得更用力。
32–39	5	集中精神在耐力上：你就要到了！
40–45	4–5	放松：慢慢呼吸！

健身走——连续坡路

你需要找到这样一条远足的道路：它要么不是太陡；要么在一开始给你一个适当的上坡，但随后又变得平坦了，或者在坡度上有所下降了。连续坡路是在陡峭程度上相当平缓的多个山坡。这项间歇训练的目标是提高心血管耐力和腿部力量。

分钟	RPE	说明
1–5	4	热身：用轻松的步速开始；双臂前后轻轻摆动。
6–14	5	在你接近第一个上坡的时候，开始加快步速。
15–18	7	在你开始上坡的时候，保持腹肌收紧和挺胸。注视前方，这样你对任何挡路的障碍都能有所准备。

分钟	RPE	说明
19–25	5	因为到了远足的下坡，现在你有了一点恢复的时间。保持膝关节弯曲，让脚步一直轻松。
26–31	7	再次上坡，使用腿部力量为上坡增加动力。
32–39	5	肘关节弯曲，前后摆臂（手臂是和相应的对侧腿同时运动的）。摆臂可以帮助你保持步速，并在你下坡的时候保持平衡。
40–45	4–5	放松：注意呼吸，随着你的呼吸回到正常，去感受新鲜的空气和身边大自然的声音。

公路骑行——平地

一定要把自行车检查好了，做好准备出发。你车胎里的气足不足？最好在出发前夜来做这项工作，因为你还要早起锻炼。还一定要带上一个水瓶和工具箱，以防车胎扎洞。这是一个很好的休闲式锻炼计划。目标是要增强心血管耐力，并且让你自己得到享受，也享受周围的美景。

分钟	RPE	说明
1–5	4	热身：躯干成一条直线开始——沉肩，收腹。开始时用轻松和舒服的速度蹬踏，在蹬踏动作和变速器的设置之间找到一个很好的平衡。要注意自己的呼吸，集中精神让肩部的紧张放松下来。开始加快蹬踏的速度，如有必要，就调节一下你的变速器（阻力）。此时，呼吸应该是轻松和舒服的。
6–40	5	保持一致和顺畅的蹬踏动作。感受着周围的自然美景。均匀地深呼吸，意识到核心部位的肌肉，保持对腹肌、肩部、背部和腕关节的感受。车把不要握得太紧。
41–45	4–5	放松：随着你让身体放松下来并沉进车座里，保持呼吸。

跑步机

到了该起床、让你的一天充满活力的时候了。在这项锻炼计划中，你会变化走路的强度，来促进心血管做出反应。在高点上，你需要尽可能地努力去做，然后在这些高点之间让身体恢复。内在的动力是关键！45 分钟的锻炼看起来很长，但是，只要你把注意力集中了，就一定能做到！

分钟	RPE	说明
1–5	4	热身：随着你逐渐增加强度，用这段时间让精神集中在姿势上。
6–10	5–6	加快一点步速，精神集中在姿势上，采用更小、但频率更快的步子。双臂在体侧摆动。
11–15	6–7	加快或保持步速。重点在于用整个脚走路或跑步，从脚后跟到脚趾。
16–25	7–8	这是你锻炼的主体部分。你的呼吸应该稳定而有力。用稳定的速度高频率地迈步。双臂在肘关节弯曲，保持贴近体侧。
26–30	6–7	降低一点强度，但仍保持稳定的步速。
31–35	7–8	再次增加强度——你就快完成了！
36–40	6–7	再次回到有力和稳定的状态。保持步速——这就结束了。
41–45	3–4	放松：轻松不费力。呼吸应该轻松而稳定。

椭圆机

想要为一天的活动做好准备，椭圆机是个非常好的地方。你有没有需要仔细考虑的问题或是担忧？如果有的话，要尽量排除，把精神集中到解决的方法上。在你运动的时候，你的身体就是在减压，让你的想象力尽情地发挥吧（如果有扶手的话，使用扶手）。

分钟	RPE	说明
1–5	4	热身：在你用轻松的速度开始的时候，握住固定扶手。
6–39	5	加上活动扶手，或者尽量加快在体侧摆臂，努力保持平衡。保持节奏的行进，让脚和脚后跟自然抬起。推动着双腿加油完成，让双臂加速摆动，以取得锻炼的最大效果。
40–45	4–5	放松：随着你的步速减慢下来，握住固定扶手。

划船器

想象在一个炎热的夏日，在河中划着船顺流而下，倾听着流水的声音。去感受拂面的暖风，想象你在水里突起的大圆石和暗礁中用桨寻找方向。清理一下自己的头脑，把精神集中在上半身和下半身之间的整体动作上。这项锻炼的目标是心血管耐力。

分钟	RPE	说明
1–5	4	热身：每分钟划 8~10 次（SPM）。
6–39	5	逐渐增加每分钟的划船次数。双臂向后拉，肩胛骨向一起并，保持肚脐贴向脊柱。用腿向下压，在整个动作中都用力去做。
40–45	4–5	放松：随着你减慢到 8~10 次（SPM），呼吸并放松上半身。

休闲游泳

让你的身体放松，随波逐流。努力做出正确、顺畅而高效的划水动作。这是休闲游的锻炼，所以尽量简单。如果你对这些泳姿中的一项不太熟练，那就忽略过去，重复你比较喜欢的泳姿。记住，这是你的锻炼，所以，如果需要的话，可以进行修改。这项锻炼的目标是尽可能保持动作的流畅，来完成这个 45 分钟的练习。

分钟	RPE	说明
1–5	4	热身：选择你最喜欢的泳姿，游过泳池，再游回来。
6–16	5	自由泳（爬泳）：保持呼吸的节奏。
17–27	5	蛙泳：保持身体在一条直线上，腹肌收紧。
28–39	5	蝶泳：尽量把手臂和肩部的动作做到完整的幅度。
40–45	4	放松：选择你最喜欢的泳姿，游过泳池，再游回来。

浅水走路

如果你喜欢水或者只是需要一项阻力很大的锻炼，为了增加心血管耐力——这项锻炼计划就很适合你，不论在室内还是在户外。水的阻力使得这种走路活动成为非常棒的全身锻炼，为你的常规运动增添了多样性。

分钟	RPE	说明
1–5	4	热身：走过泳池，再走回来，双臂在体侧摆动。
6–8	5	走过泳池，再走回来，手臂交替向上伸向天花板或天空。
9–11	5	原地摇木马：右腿在身体前面成 90° 角，左腿向臀肌伸展。30 秒钟后换腿。
12–15	5	前踢腿：在向前走过泳池的同时，把腿向前踢；双臂向外推向体侧，从水中穿过。前踢腿和抬腿交替做：抬起腿，向后伸直，挤压臀肌，但不要伸展下背部。双臂都向前推。
16–18	5	轻轻地慢跑，来回穿过泳池。
19–21	5	走过泳池，再走回来，手臂交替向上伸向天花板或天空。
22–24	5	一条腿向外侧踢，同时用对侧的手臂向前击。保持髋关节与前方成直角，脚趾向前，避免腿部转向外侧或者转动髋关节。
25–27	5	轻松地慢跑，来回穿过泳池。
28–30	5	走过泳池，再走回来，手臂交替向上伸向天花板或天空。
31–33	5	原地做摇木马：右腿在身体前面成 90° 角，左腿向臀肌伸展。30 秒钟后换腿。
34–36	5	前踢腿：在向前走过泳池的同时，把腿向前踢；双臂向外推向体侧，从水中穿过。前踢腿和抬腿交替做：抬起腿，向后伸直，挤压臀肌，但不要伸展下背部。双臂都向前推。
37–39	5	轻轻地慢跑，来回穿过泳池。
40–42	5	走过泳池，再走回来，手臂交替向上伸向天花板或天空。
43–45	4–5	轻松地慢跑，来回穿过泳池，双臂做划圆的动作。

休闲走——平地

这项锻炼可以帮助增强心血管的耐力。你需要找到一些坡度不超过 3%的路线。当你在可爱的早晨散步时，头脑要集中在呼吸上。倾听风儿吹得树叶沙沙作响，披着五彩外衣的小鸟啁啾鸣叫。敞开心扉，想一想生活中你要感激的每一件事。

分钟	RPE	说明
1-5	4	热身：用轻松的步伐开始；双臂前后轻轻摆动。
6-54	5	保持挺直的姿势。从脚趾到脚后跟触地时保持脚步的轻松。精神尽量集中在步态上，从第二趾卷离地面。提醒自己让肚脐贴向脊柱。集中精神。你能做得到！
55-60	4-5	放松：呼吸，放松肌肉。

健身走——连续坡路

好好享受这个美妙远足中的清晨空气吧。找一条不太难、但又有多个坡路的弯弯曲曲的道路。这是一项提高心血管耐力和腿部力量的间歇训练。从头到脚检查一遍自己，放松身体上的所有压力。确定哪些身体部位发紧，伸展并放松一下那些肌肉。

分钟	RPE	说明
1-5	4	热身：用轻松的步伐开始；在整个这一小段的锻炼中，双臂前后轻轻摆动。
6-14	5	当你接近第一个坡的时候，开始加快步速。
15-18	7	上第一个坡。集中精神保持背部挺直，不要从髋关节向前倾。
19-25	5	因为要向下坡走了，现在你有了一点恢复时间。保持膝关节弯曲，保持脚步轻松。
26-31	7	再次上坡，使用腿部力量为上坡增加动力。
32-54	5	肘关节弯曲，从前向后加快摆臂，来提高强度并保持步伐的节奏。在摆臂的时候，一定不要让手臂越过身体的中线。把精神集中在地势上，绕开一切障碍。
55-60	4-5	放松：保持呼吸，去感受身边新鲜的空气和大自然的声音。

公路骑车——平地

这项锻炼的目标是增强心血管耐力并保持腿部力量。安全十分重要，所以在锻炼之前先要选择好道路。确定你的自行车处于良好的工作状态；也要确定如果需要的话，你能有适当的工具。对于这个 60 分钟的骑行，别忘了至少随身携带两个水瓶。

分钟	RPE	说明
1–5	4	热身：当你按照轻松而有节奏的速度出发时，把精神保持集中在整个身体上，让身体处于适当的位置。在热身快结束的时候，开始加快蹬踏的动作，如有必要的话，调节一下变速器。
6–54	5	进行深呼吸，意识到你核心部位的肌肉。尽量通过手腕使身体保持中立，保持轻松地握住车把。
55–60	4–5	放松：放松整个身体，让人车融为一体。

跑步机

把这项重要的锻炼坚持下去。有些人对这个运动量可能已经习惯了，而另一些人则需要逐渐达到这种耐力。不仅要把注意力集中在身体耐力上，而且要精神集中。你肯定能做到——只要对你的目标保持精力集中。

分钟	RPE	说明
1–5	4	热身：让血液加快流动，让肌肉热起来。
6–26	5	双臂在体侧摆动。开始把步伐加快到一个你能保持 20 分钟的舒服速度。集中精力让身体保持一条直线。
27–54	6	现在尽量加快一点点步速。
55–60	4	放松：轻松不费力。呼吸应当轻松而稳定。

动感单车

今天早晨锻炼的重点是用轻松的间歇训练增强心血管耐力。不要把这想成是爬山，而要想成只是小小地增加和降低一点坡度。你想要增加心率，因此，你的呼吸就应该达到这样的状态：假设你正在说话，你连说完一句话都很费劲。要是你累坏了，就在车座上放松一两分钟，用轻松的速度蹬踏。这个额外的时间让你把锻炼比较费力的部分中可能积累下来的乳酸排出体外。

分钟	RPE	说明
1–5	4	热身：轻松地进入正确、顺畅的蹬踏动作。
6–14	5	保持挺直的姿势：耳朵、肩关节和髋关节应该在一条直线上，腹肌应该收紧。
15–18	6	此时开始增加坡度。肩部放松，远离耳朵。
19–25	5	降低坡度。你的下巴在指向哪里？头部和脊柱要保持在一条直线上。
26–31	6	再次增加坡度。保持肘关节放松。
32–54	5	降低坡度。做得好——保持这个速度。膝关节一定要保持在一条直线上，正对着前方，不要从自行车上偏离出去。
55–60	4–5	放松：随着心率下降，让身体放松。

浅水走路

清晨的水中锻炼是以一种令人鼓舞的方式来开始一天的。它会让你感觉清新和干净，感觉精神得到了恢复。在这项锻炼中，随着你从一个动作向另一个动作过渡，把注意力尽量集中在保持稳定的心率上。让自己完全投入到这一刻里，注意每个身体部位是怎样穿过水而运动的。确定手的位置。你的手是不是略成杯形，用更大的阻力穿过水前进了吗？确定你的姿势。你正在保持腹肌收紧和挺胸吗？

分钟	RPE	说明
1-5	4	热身：走过泳池，再走回来，双臂在体侧摆动。
6-9	5	走过泳池，再走回来，手臂交替向上伸向天花板或天空。
10-13	5	越野式滑雪：向前穿过泳池，交替使用双臂和双腿。
14-17	5	前踢腿：在向前走过泳池的同时，把腿向前踢；双臂向外推向体侧，从水中穿过。前踢腿和抬腿交替做：抬起腿，向后伸直，挤压臀肌，但不要伸展下背部。双臂都向前推。
18-21	5	轻轻地慢跑，来回穿过泳池。
22-25	5	走过泳池，再走回来，手臂交替向上伸向天花板或天空。
26-29	5	一条腿向外侧踢，同时用对侧的手臂向前击。保持髋关节与前方成直角，脚趾向前，避免腿转向外侧或者转动髋关节。
30-33	5	轻松地慢跑，来回穿过泳池。
34-37	5	走过泳池，再走回来，手臂交替向上伸向天花板或天空。
38-41	5	越野式滑雪：向前穿过泳池，交替使用双臂和双腿。
42-45	5	前踢腿：在向前走过泳池的同时，把腿向前踢；双臂向外推向体侧，从水中穿过。前踢腿和抬腿交替做：抬起腿，向后伸直，挤压臀肌，但不要伸展下背部。双臂都向前推。
46-49	5	轻轻地慢跑，来回穿过泳池。
50-54	5	走过泳池，再走回来，手臂交替向上伸向天花板或天空。
55-60	4-5	放松：走过泳池，再走回来，双臂做划圆的动作。

8

中级锻炼

今天早晨你准备好对自己挑战了吗？你想要燃烧更多的热量，比锻炼计划做得更多一些，进一步提高你的有氧能力吗？那么，从本章中选择一个能激起你的好奇心、或许还能让你尝试一点不同之处的锻炼计划吧。给你的身体一个新体验。花些时间准备好，并集中精力，在锻炼之前、之间和之后，都要把大脑一身体一呼吸的结合包括进来（向后参阅第7章开始提到的想象技巧）。本章包含了各种形式的中级锻炼计划；既可以在室内又可以在户外进行。每项锻炼也包括了热身和放松的练习——对于恢复性锻炼的概念，请参见第10章。通过遵照木书提示，对于身体的姿势和身体保持 条直线以及对丁锻炼本身的意图，你将会更好地理解。

其他中级锻炼包括了团体的模式，例如：高冲击性有氧、低冲击性动力有氧、踏板有氧、循环训练和水中有氧，都是由本地的健康俱乐部或娱乐场所中有认证资格的教练带领着做的。关于这些选择，请回顾第6章。你的健身场所能提供更多的信息，包括课程的概述及授课时间。

健身走——连续坡路

今天早上的锻炼是带你上山坡！选择一个在地势上有不同坡度的地方或道路，包括缓和的上坡和下坡。公园通常是非常理想的地方；不过，如果附近没有公园，那就选择一条远离车辆的安全路线（带人行道的居民区就非常好）。由于正常的走路速度为每英里（或每 1.6 公里）15~20 分钟，你在这项锻炼中大概刚好能走完这么远。因此，一条 1 英里的路线——或者一条半英里（0.8 公里）的路线进行折返——会是一个很好的选择。

分钟	RPE	说明
1–5	4	热身：用轻松的步伐出发，开始在平地上走。感觉你的身体调节到了走路的节奏。
6–9	5–6	增加一点强度，随着你加快步伐，在体侧加快摆臂。如果你向下坡走，身体向后倾一点，使得步伐持续，以保持步速。
10–13	7–8	找一个斜坡向上爬，在上坡的时候，身体从踝关节开始略微向前倾。保持手臂的自然节奏。
14–17	5–6	开始下坡（如果你还在坡上，就掉头向回走），减慢步速，降低强度。如果你正在下坡，要使用自然的强度来帮助你减轻费力的程度。
18–20	4	放松：把你自己带回平地上，继续走，每分钟都减慢步速，直到呼吸几乎达到正常。

公路骑车——平地到坡路

今天早晨，咱们骑车上路！早晨是进行骑车的好时光，因为车辆比较少，而且在炎热夏季的几个月里，清晨往往要凉快得多。由于这项练习是在平地上开始的，你大概不必到远处去找路线。不过，还是应该选择能带一点上坡的平坦地势；在行动前先去考察一下地点可能是个好主意。一条铺好的小路或者公园都应该能提供这种地势。锻炼中的爬坡可以增大强度，所以，在你爬坡的时候，要把注意力集中在持续充分的深呼吸上。在你让肌肉运动起来、骑上顶点的时候，要保持一种积极的态度。

分钟	RPE	说明
1-5	4	热身：轻松的骑车，平坦的地势，相当正常的呼吸，缓和的阻力，脚蹬在相当自在地转动。
6-9	5-6	平地：加快速度来增加阻力，或者使用变速器来增加阻力。你的坡路应该能看得到了。
10-13	7-8	慢慢地踏，来适应爬坡，但仍要保持有氧的努力。你的呼吸这时变得有一点沉重了。如果必要的话，换一下变速挡，帮助你爬坡，然后把你身体的重量向后移一点，更多地使用腘绳肌。为了更多地向前倾，可以扭动髋关节，这要看坡路的陡峭程度，但是不要弓起背部。保持躯干直立。
14-17	6	下坡到平地：随着阻力减小，让躯干更垂直一些。换变速挡来适应下坡的骑行。
18-20	4	放松：找到平地，帮助你把心率和呼吸恢复到正常。

跑步机——走路和跑步

不论对于跑步的新手还是老手，这同样都是一项非常好的晨练项目——事实上，即使对于“非跑步者”，这也是一项可行的锻炼。对于跑步新手，要是想增强跑步的基础耐力，这是一种非常好的方式，你也可以把这个计划变得更容易或者更难。对于跑步的老手，这是一项非常好的恢复性锻炼，或者是增加距离的安全方式。这项锻炼可以运用于任何室内的心血管运动器材，但是，如果你想把锻炼移到户外进行挑战，这个计划特别适合做准备。在户外，你没有计划到的天气和地势情况可以影响到你的锻炼。通过提供模拟环境变化的强度挑战——这些环境的变数是你在户外锻炼中会遇到的——对于你在未来道路上任何天气的或地势的挑战，这项室内锻炼能够让你在体力上和精神上都做好准备。在这项锻炼中，重点在于强度随着你从走路到跑步、然后又回到走路的变化而改变。去感觉你的肌肉和关节如何反应。注意呼吸的变化。在整个锻炼中进行充分的呼吸，集中精力，永远不要让自己看不到目标！这是间歇训练型锻炼的一个非常好的例子。

分钟	RPE	说明
1–5	4–5	热身：用逐渐加快的速度，怀着更高的目标向前走。
5–7	6	用一个你能够在长时间锻炼里持续的顺畅步伐跑起来。你的呼吸应该均匀。
8–10	5–6	快步走，加速摆臂。你的心率应该逐渐下降。
11–12	6–7	比上一段的跑步稍微加快一点速度跑，但仍然能轻松地坚持下来。
13–14	6	快步走。这个恢复时间比上一个要短，所以，你能喘口气的时间也更短了。
15–16	8–9	按照你到目前为止最快的速度跑。你的呼吸应该仍然保持均匀。
17–18	6–7	恢复走：这是你最后的走路间歇。保持快步走，但是你的呼吸应该向正常状态恢复。
19–20	4–5	放松：继续走，在第 19 分钟减慢步速，到第 20 分钟的标记时，恢复到正常走路。

跑步机和爬台阶机

在你时间紧张的那些日子里，早晨的这项锻炼非常理想。你在 20 分钟的练习里可以做两项器械。当你时间紧的时候，这项锻炼能够通过增加心血管负荷而使你的成果达到最大化。选两件你喜欢的心血管锻炼器械。一件用在这项锻炼中强度较低的阶段，而另一件则用于真正燃烧热量的最后阶段。这项锻炼使用跑步机作为我们比较轻松的器械，而用爬台阶机（也叫台阶机或者阶梯踩踏机）作为最后阶段的器械。在跑步机的控制面板上把时间设定为 10 分钟；坡度的设定你自己来选。如果你想要更容易的锻炼，那就让坡度为 0。如果你想要练得难一些，那就在完成热身之后，把坡度增加到 1 或 2。你自己选择！运用大脑—身体—呼吸的结合来帮助你决定，今天早晨什么锻炼能对你的身体起到最好的作用。

分钟	RPE	说明
1–4	3–6	热身：使用足够的阻力，让你的自感用力度目标从 3 迅速地达到 6，用舒服的步速走路，但是在第 3 和第 4 分钟要加快步速。
5–7	7–8	冲刺步速和恢复步速：交替进行 15 秒钟 RPE 为 8 的跑步（冲刺速度）和 45 秒钟恢复步速为 7–8 的走路。重复 3 次，每次都增加你的用力程度。
8–9	6	回到平静的走路状态。恢复。
10–11	6	向爬台阶机过渡的时间：从跑步机迅速地转移到爬台阶机。在控制面板上设定为 10 分钟，立即开始蹬起来。
12–13	7	连续用力蹬踏，速度比走路稍微剧烈一点点。
14–16	7.5–8.5	用冲刺速度做 15 秒钟，跟着是 45 秒钟的恢复速度。重复 3 次，每次都增加强度。别忘了呼吸！
17–18	6	恢复。
19–20	4–5	放松：降低强度水平，感觉到你的呼吸慢下来，你的腿感觉更沉重了，而蹬踏的步子却变得更轻松了。继续蹬踏，直到呼吸恢复正常。

靠背式健身单车

如果你睡醒之后感觉背部有点僵硬（也许你昨天刚进行过远足或长跑），或者只是想用背部有支撑的姿势进行运动，那么，今天早晨就选择这项锻炼吧。为你的躯干提供所需要的支撑，也许是休息的同时，你还能坚持心血管的活动，因为你让你的下半身肌肉仍在工作。不要让这个姿势蒙蔽了你；这仍然是一项非常好的心血管锻炼。如果你的靠背式健身自行车有转速表，你就需要把每分钟转数保持在 75~85 之间。

分钟	RPE	说明
1–5	3–4	热身：开始的时候慢蹬，把蹬踏的动作增加到一个既舒服又能让呼吸保持在正常速度的阻力。你的躯干应该挺直。
6–9	6	增加阻力水平，直到你感觉脚后跟向下降。在这个阻力水平上继续，感觉你腿部肌肉的反应。你的呼吸应该有一点沉重。在整个阻力上保持连续不变的蹬踏动作。
10–13	7–8	用 1 分钟加快蹬踏，然后增加一点阻力。你需要把蹬踏动作慢下来一点。感觉你的呼吸反应，你的肌肉这时正在更加卖劲地运动。保持躯干挺直，不要低头。
14–17	5–6	减轻一点阻力，增加每分钟的转数。你应该感觉腿更轻了，呼吸应该变得更容易一些了。
18–20	4	放松：继续蹬踏，这次慢一些。过 1 分钟之后，再次减轻阻力，直到阻力达到你热身期间的水平。随着你的呼吸回到正常，继续保持这个阻力。

椭圆机

如果你觉得今天早晨自己需要做一次纯粹的有氧锻炼，而又不要给关节造成冲击性的压力，那么，今天用椭圆机正好最合适。如果你用的机器有活动扶手，就要使用起来，因为它们可以让你在锻炼中多消耗至少25%的热量。这项锻炼快速、具有挑战性而且效率高。随着你的腿必须根据变化的阻力来调整的时候，这会把你的注意力放在呼吸上。保持大脑—身体—呼吸的结合，你很快就会获得成功!

分钟	RPE	说明
1–5	3–4	热身：用低阻力水平开始，顺畅地蹬踏，并把整个脚都放在脚踏板上。如果你正在使用活动扶手的话，在推拉扶手的时候，就要使用很轻的压力。在这一水平上，你可以用最小的力、按照固定不变的速度蹬踏。
6–9	5–6	增加强度。有些机器有一个特点，就是也能让你增大蹬踏的角度。如果你想把目标区域变成小腿肌肉，就把角度升起来一点。许多机器都有图示，当你增加或降低强度的时候，就能告诉你哪些下半身肌肉是锻炼的目标。
10–13	7–8	增加阻力水平。随着你根据阻力的变化进行调节，你最终会感觉你的蹬踏动作慢下来了。保持身体挺直。
14–17	6.5–7	向后蹬！把你的机器转换成反向模式并向后蹬踏。降低一点阻力水平。把你身体的重量向后移一些，以适应重心的变化。
18–20	4	放松：把蹬踏动作再次反过来，回到向前蹬。在以每15秒钟为一个时间增量来降低阻力的过程中，让自己逐渐回到热身时的阻力水平，直到你的呼吸恢复正常。

爬台阶机

你是不是今天早晨正好有心情去远足，无奈天公却不做美？爬台阶机就是模拟爬山的理想机器，而且在你增强有氧耐力的同时，还是增强腿部力量的很好方式。这项锻炼会为你提供远足爬坡的所有挑战。想象你自己正在落基山脉的山麓丘陵里向上登。你面前的台阶就是岩石，制造出了通向顶峰的天然阶梯。一直向上吧，在你爬山的同时，以稳定的速度运动并增加强度。深吸一口气，然后集中在呼吸上——一级一级地、一级一级地上……

分钟	RPE	说明
1–5	3–4	热身：用一个能让你相当容易蹬踏而且有节奏的强度开始爬台阶。你的呼吸应该十分正常。轻轻地踏，把身体重量从一条腿转换到另一条腿，并把膝关节带向胸部，而不是把胸部带向膝关节。
6–9	5–6	通过提高阻力来增加强度。一定要向上站，不要靠在扶手上。让踏出的每一步都有价值。坚持把动作做到完整的幅度。避免踏得太快，那会让你的动作幅度变小。
10–13	7–8	增加强度，感觉你的腿部肌肉在使劲用力，正如你想象着自己正在爬得越来越高。你的呼吸应该变得明显了。你知道自己正在努力！
14–17	6	降低强度水平，随着你呼吸的费力程度减轻一点，让你的腿感觉每一步都更轻松。
18–20	4	放松：继续爬，但是降低阻力水平，直到和你的走路水平相似。你的呼吸应该回到正常了。成功！

划船器

如果你正在寻求一项能运动你身体每块肌肉并让你感觉兴奋的锻炼，那么，划船练习就是为你准备的。它是一项没有冲击性的活动，在每个划桨的动作中，不仅仅使用了下半身的肌肉，而且还协调了上半身的。你用每分钟划的次数（SPM）来监测自己的动作；很多划船器上都有监测器，你可以用作参考，使自己保持在良性的运动轨道上。想象一下，今天早晨你正在小船里摇着桨从美丽的湖中滑过，然后再划回来。尽管富有挑战性，但它仍然是一种平和而雅致的方式，来满足你今天的有氧锻炼。关于更多的划船技巧，请参见第5章。如果你的划船器有速度显示，就经常检查一下反馈信息，看看你有多用力在划。

分钟	RPE	说明
1–5	3–4	热身：非常轻松地划5分钟，获得划船技巧的一种感觉。以24到28SPM的动作速度为目标。
6–9	5	使用全身更加努力地继续划，但是节奏要连续。
10–13	6–7	开始力量10连次：用更大的强度（保持正确的姿势和技巧）来划，握住把手朝着身体方向更快地加速，这10次的速度为24到28SPM。下一个连续10次降低强度，更为轻松地划。在这节间歇余下的时间里，交替进行10次。
14–17	6	在接下来的这3分钟里连续划，集中在你的节奏上以及手和腿的协调上。
18–20	4	放松：继续划，随着你的呼吸回到正常，把强度降到跟热身相称的水平。

跳　绳

尝试一下这项能把你带回逝去岁月的锻炼，重新点燃一次青春吧！对于提高心率反应和灵活性，跳绳是一项很有挑战性而且有效的活动。它既方便又花费不多，而且在什么地方都能进行。抓起你的跳绳和有氧运动鞋，为你今天的早锻炼注入能量和兴奋。你会很吃惊地看到，在这么短的时间量里，你会得到多么好的锻炼。

分钟	RPE	说明
1-4	3-5	热身：原地踏步，同时用一只手把跳绳摇成圆圈。
5-8	6	先不用绳子，从右脚到左脚轻轻地跳起，来适应步法动作。在这一段的最后一分钟，捡起绳子，用绳子继续相同的步法技巧。
9	8	用双脚跳绳 60 秒钟。保持双脚贴近地面，每次落地的时候膝关节弯曲。
10-13	6	用左脚跳到右脚做侧步跳，在跳过绳子之后，轻拍左脚，换到右脚。然后用右脚重复。
14	8	换脚跳绳 60 秒钟。
15-17	6	把跳绳放到地上，假装你正在用双手摇动着它。从右脚到左脚交替地轻跳。
18	8	用右脚跳绳 30 秒钟，用左脚跳绳 30 秒钟。
19-20	3-5	放松：把绳子放到地上，原地踏步。

浅水跑步

这里有一个令人耳目一新的方法来开始你的一天。如果你想要让自己关节休息、而又想让心脏加快跳动，就可以选择这项锻炼。找到一个有游泳池的地方，让你能够在泳池中保持从齐腰深到齐肩深的高度。理想的情况是，你的手臂应该保持在水里。水越深，你的身体需要克服水的阻力而付出的努力就越大。你为了克服水的阻力付出的努力越大，你在四肢的力量上就能取得越大的收获，并且为你的心脏创造出一个运动量。随着你的强度增加了，在你受到水的阻力挑战时，要依靠大脑—身体—呼吸的结合不断地检查自己，把身体保持在一条直线上。这无疑是一项全身锻炼。一定要穿上合适的运动水鞋，这在第5章里讲过了。

分钟	RPE	说明
1–5	3–5	热身：走过泳池，再走回来，同时双臂前后加速摆动。你的手可以露出水面，但是如果放在水里的话，会获得阻力。在第3分钟的时候，加快走路的速度。
6–9	6	轻轻地慢跑，来回穿过泳池。一定要用脚后跟先落地，不要用脚趾跑。
10–13	7–8	原地做越野滑雪：双腿一起开始，然后分开——一条腿在身前，一条腿在身后。如果你对这个动作觉得舒服了，就做着这个动作来回穿过泳池。手臂的动作应该和腿相反。
14–17	6	前踢腿：在向前走过泳池的同时，向前踢腿。从一条腿到另一条腿跳起，把腿抬到舒服的高度，同时仍保持身体是一条直线。双拳出击和踢腿交替进行。
18–20	3–4	放松：走过泳池，再走回来，手臂在水面下和身前摆动。

深水跑步

如果你有机会进入深水游泳池，那么，这项锻炼值得一试。你需要一条漂浮带，这可以在体育用品商店或游泳专业商店买到，或者在网上订购到。在这项锻炼中，你悬浮在深水里，在水中运用的是和陆上一样的跑步动作。区别呢？你的脚永远够不到泳池底！你会留下耳目一新、精力充沛和强壮有力的感觉。

分钟	RPE	说明
1-5	3-5	热身：用渐进而有节奏的越野式滑雪动作开始，腿部弯曲，手臂按照与腿相反的方向动作。开始的动作幅度比较小，然后慢慢加大。保持躯干挺直。
6-8	6-7	从越野滑雪的动作进展到抱膝式动作，把膝关节拉向胸部，然后直着向下压回水里。抱膝和越野滑雪的动作交替做，来平衡你的强度。保持腹肌收紧。
9-10	7-8	双腿伸直，继续越野滑雪的形式，但现在用的是直腿。加大髋关节和手臂的动作幅度。随着你前后地舀水，交替做掌心向前、然后掌心向后的姿势。交替进行越野滑雪的动作和半分腿跳：只是收腿和分腿地向前运动，双臂向体侧外展。
11-13	8	高抬腿慢跑，手臂在胸部高度以划圆的形式来回挥动，掌心向下。集中精神保持躯干挺直。
14-16	7	用两腿分开的姿势慢跑，膝关节对着身体外侧，髋关节向外转动，然后再把双腿合并在一起。手臂应该向体侧外展，以保持平衡。
17-18	7-8.5	从两腿分开的姿势开始，增加双腿分开的宽度，膝关节对着向外伸出的手臂，以连续的动作抬起和放下。你会觉得身体制造出了玩跷跷板的效果。保持躯干的稳定。重点放在向下压腿的动作上。
19-20	3-5	放松：让腿回到正常的慢跑姿势并逐渐慢跑，降低强度，感觉你的心率恢复正常。

健身走——连续坡路

今天早上的锻炼是带你上坡！选择一个户外的地方或道路，包括缓和的上坡和下坡在内。公园通常是非常理想的地方；不过，如果你附近没有公园，那就选择一条远离车辆的安全路线（带人行道的居民区就非常好）。由于正常的走路速度为每英里（1.6 公里）走 15 分钟左右，你在这项锻炼期间可以完成约 2 英里（3.2 公里）。你可以计划用走两遍一条 1 英里的路线；或者用 15 分钟向外走，然后转过身来，按原路返回。

分钟	RPE	说明
1–5	3–5	热身：用缓和而渐进的速度开始在平地上走。用脚后跟走、然后用脚趾走，间歇地进行。回到正常的走路，注意手臂的姿势，找到一个自然的节奏。一旦你对自然的节奏感觉舒服了，就把步速加快一点。
6–11	6	继续加快步速，根据你前面的地势来调节身体的前倾程度。当你快到一个坡的时候，在精神上做好准备，怎样适应这个地势的变化。
12–16	7–8	当你开始爬一个缓坡的时候，随着你加快步速，身体从踝关节向前倾。如果必要的话，迈的步子可以小一些，但是要保持速度。让手臂随着加快的步速自然摆动，注意不要让手臂越过身体的中线。
17–21	7	在向下坡走的时候，身体向后倾一点，但仍要保持垂直。保持步速；不要让坡度推着你走得更快，以至于达到了不舒服的程度。脚不要向下拍地走；重点是要通过整个的脚卷动着走。
22–25	8	爬另一个坡，注意力集中在爬坡的时候保持挺胸上面。目视前方，不要向下看。注意自己的呼吸，保持全神贯注。当你开始下坡时，步速减慢一点，感觉到自己呼吸的调整。
26–30	5–6	放松：让步速回到你热身时的强度。感觉自己的呼吸恢复到了正常，摆臂的动作也慢了下来。

走路和跑步——轻松的坡路折返

对于运动臀部，在坡路上锻炼是一种很好的方式。爬坡很容易心率上升，更不用说它对提高肌肉耐力带来的额外好处了。坡路折返经常被想成这样一种锻炼：它超级剧烈，只有老手才能做，一直要跑到或骑到（自行车）你累倒为止。其实不一定都是这样。我们对这项锻炼中的坡路折返做出了一些变化，以便每个人都能从挑战性的地势里得到挑战并且感觉成功。在这项锻炼之后，你会看到有意地在挑战性的地势上走路和在平地上跑步能达到怎样相同的效果。选择一条足够陡的坡路，快步走可以使你的心率保持活跃。这条坡路相对较短也很重要。一条能从山底起点看到山顶的坡路更为适合。这会让你在 30 分钟结束之前完成好几次完整的坡路折返练习。

分钟	RPE	说明
1–5	3–6	热身：用正常速度沿着坡路向上走，随着你在坡路从头到尾地向前走，去感觉强度的增加，手臂在体侧有力地快速摆动。当你到达顶点的时候，调转过来，用正确和轻松的步伐慢跑，回到坡底。记下来你在 5 分钟内往返了几次。
6–10	7	像前面一样做，只是现在在相同的时间段里尽量增加向上爬和返回的次数。你有没有增加了爬坡的距离——甚至是一圈？如果你正在忙于挑战，通过加快下坡慢跑的速度，你还能增加走的距离。
11–15	8	在这一段不去数圈，现在数一数你到达顶点用了多少步。回到坡底的时候，继续用轻松的步速慢跑。每次你向上爬坡的时候，尽量减少你用来到达那里的步数，这样就加大了你的步幅。
16–20	7	在平地上用轻松一些的步速走，但是要确保它仍在提供有力的挑战。
21–25	8–8.5	在接下来的这 5 分钟里，你要把前面这两项任务结合起来：计算长度和圈数以及计算步数。尽量用到目前为止的最少步数走出最长距离（用尽可能最大的步幅走出可以控制的最快步速）。
26–30	3–5	放松：用 3 分钟在平地上逐渐减速地慢跑或走路，把步速减慢到正常的走路水平，感觉到呼吸也回到了正常状态。用能让你正常和均匀呼吸的强度，继续再走 2 分钟。

公路骑车——平地到坡路

由于这项锻炼是在平地上开始的，你大概不会到远处去找路线。不过，因为你需要一个能提供斜坡的地方，在出发之前先去考察一下地点可能是个好主意。一条铺好的小路或者公园都应该能提供这种地势。在你锻炼中的坡度会增加强度，在你爬坡的时候，注意力要集中在持续完全的深呼吸上。在你调动起肌肉加油骑上顶点的时候，要保持一个积极的态度。这项锻炼计划是我们 20 分钟锻炼计划的延伸，旨在让你更进步一点，进而提高你的心血管耐力和腿部肌肉的耐力。你要督促自己更努力一些，在这个过程中燃烧更多的热量。

分钟	RPE	说明
1–5	5	热身：轻松的骑行，平坦的地势，相当正常的呼吸，缓和的阻力，脚蹬自在地转动。在这个时候，感觉自己的能量达到了高点。
6–12	6	你正在平地上：加快速度来增加阻力，或者用变速挡再多增加一点阻力。在你能看到坡路的时候，在精神上做好应对挑战的准备。
13–19	7–8.5	爬坡：用足以适应爬坡的速度慢慢地蹬，但仍要保持有氧的努力。你的呼吸这时变得有一点沉重了。如果必要的话，换一下变速挡，帮助你爬坡，然后把你身体的重量向后移一些，更多地使用腘绳肌。为了更多地向前倾，可以扭动髋关节，这要看坡路的陡峭程度，但是不要弓起背部。保持躯干挺直。
20–24	6–7	下坡到平地：随着阻力减小，让躯干更挺直一点。换挡来适应下坡的骑行。
25–30	3–4	放松：在平地上减慢蹬踏的动作，降低强度，帮助你把心率和呼吸的频率降下来。到最后一分钟，你应该觉得心率恢复正常了。随着你回到热身期间的速度，你的蹬踏动作应该是顺畅、均匀和自然的。你的身体姿势应该变得更放松一些。

跑步机

想要检查你的身体在快速启动后恢复的能力如何，下面的锻炼是一个非常好的方法，它还可以跟任何室内的心血管运动器械一起做。这项锻炼中最难的部分出现在一开始，而不是在结束的时候。于是，锻炼的其余部分都是从最高点的那一时刻向下降的。这项锻炼对于模仿一项比赛的起跑也是一个很好的练习。在赛跑中，你需要在一开始就从一群人中脱颖而出，然后，一旦你确立了自己的位置，再慢慢把步速稳定下来。对于提高你的大脑—身体—呼吸相结合的能力，这仍是一个非常好的方法，因为你会学到怎样督促自己努力，怎样恢复，还有怎样保持储备体力，到最后仍保持有力。

分钟	RPE	说明
1–5	3–6	热身：用最初这 5 分钟把自己的 RPE 提高到 6 级。
6–7	6.5–7	对于最富挑战性的阶段，是在精神上做好准备。加快速度，增加强度。
8–9	7–8.5	你正在把自己向极限的边缘推进。在这个强度上，你无法做到坚持太长时间。
10	8–8.5	增加强度——这是你的巅峰时刻！只有 1 分钟，所以要坚持有力的步伐！
11–12	7–8	趋势太快就要回来了——你仍在努力奋战，但是已经不在你无氧区的边缘附近了。在一个比你刚完成的强度水平稍微低一点的强度上继续努力。专心地保持用横隔膜深呼吸。你能做到！
13–27	7.5	现在，你已经达到了自己的速度。你有 15 分钟要保持稳定。保持精神集中和专心。使用大脑-身体—呼吸的结合，来让自己努力完成。最艰难的运动阶段已经过去了；现在到了以步子协调和呼吸为目标的时间了。努力把第 27 分钟保持得跟第 12 分钟一样有力。
28–30	3–5	放松：在这 3 分钟里，让自己逐渐回到正常的步速。每分钟降低一次强度水平，去感觉身体和腿的反应。做深呼吸。随着你的呼吸回到正常，把强度也降到正常的走路水平。你做得到！

靠背式健身自行车

你觉不觉得今天早晨需要进行一次至少30分钟的锻炼，但身体又告诉你要把强度降低一些？在靠背式自行车上进行锻炼能让你继续锻炼心血管，而同时又能为你的躯干提供支撑，也许是休息，而且让你的下半身肌肉仍在工作。如果你的自行车有转速表，你需要把每分钟转数保持在75~85之间。

分钟	RPE	说明
1–5	5	热身：开始的时候慢蹬，把蹬踏的动作增加到一个既舒服又能让你保持正常呼吸的阻力。轻轻地握住车把，保持躯干挺直。避免耸肩，那样会引起颈部紧张。
6–11	6–7	增加阻力水平，增加到你感觉脚后跟开始向下沉的那个点。每分钟尽量加快一次蹬踏速度。你的呼吸应该有一点儿沉重。到了10分钟刻度的时候，减慢一点儿蹬踏速度，为你下一个阻力挑战做好准备。
12–16	7–8.5	增加一点儿阻力，集中在更慢一些、但却稳定的蹬踏动作上。通过逐渐增加阻力，在整个间歇里跟阻力玩一玩。保持稳定和有力！
17–21	6–7	减轻一点儿阻力，在你增加蹬踏速度的时候，想象着正有一点儿下坡。随着阻力的降低，感觉自己的肌肉又增加了一点能量。你的呼吸应该仍有一点沉重。
22–25	5	集中用一条腿蹬踏1分钟，但不要把脚从另一个脚蹬上拿开。下1分钟换另一条腿；然后来回交替。在这个阶段的最后1分钟里，用双脚蹬踏。你的呼吸应该比较明显，但还没有到正常。
26–30	4	放松：进一步降低阻力，注意力继续集中在蹬踏动作的质量上。每分钟减慢一次蹬踏速度，直到你的呼吸达到舒服的程度，你就处在和热身相当的强度水平上了。

爬台阶机

爬台阶机是模拟爬山的理想机器，而且在你增强有氧耐力的同时，还是增强腿部力量的很好方式。想象一下：你很早就起床，准备出发，然后刚来到一个大学体育场里运动中心的跑道上。你刚刚绕着跑道跑完了一圈作为热身，现在准备到露天看台的座椅那里，要训练下一项锻炼。把精神集中在你的呼吸上，闭上双眼，想象你自己做好了爬台阶的准备。

分钟	RPE	说明
1–5	3–5	热身：按照一个相当容易蹬踏而且有节奏的强度开始向上爬。轻轻地踏，把身体重量从一条腿转换到另一条腿，并把膝关节带向胸部，而不是把胸部带向膝关节。
6–11	5–6	增加阻力。你现在爬得更高了。一定要站直，不要靠在扶手上。避免踏得太快，那会让你的动作幅度变小。要把每一步都踏得扎实，不要弹起来。
12–16	7–8	增加阻力，感觉你的腿部肌肉在运动，正如你想象着自己正在爬得越来越高。你能够看得到顶峰了，但是还有一段路要走。你的呼吸应该变得明显了。
17–21	8.5	坚持下来——你仍在登爬。把阻力增加一级，也加快你爬山的速度。不要有靠在扶手上的想法，也不要从腰部向前倾，保持挺直。目视前方，深呼吸，保持注意力集中。
22–25	5–7	你到山顶了！从这时起全是下山。每分钟逐渐降低阻力。感觉腿的反应和正在平缓下来的呼吸频率。
26–30	3–4	放松：进一步降低阻力，和你走路的水平相似。你的呼吸应该恢复正常了。成功！向你祝贺。

划船器

如果你正在寻求一项能运动你身体每块肌肉并让你感觉兴奋的锻炼，那么，划船练习就是为你准备的。它是一项没有冲击性的活动，在每一次划动中，不仅仅使用了下半身的肌肉，而且还协调了上半身的使用。你用每分钟划的次数（SPM）来监测自己的动作；很多划船器上都有监测器，你可以用来参考，使自己保持在良性的轨道上。尽管富有挑战性，但这仍不失为平和而雅致的一种方式，来满足你今天的有氧需要。关于更多的划船技术，请参见第 5 章。如果你的划船器有速度显示，就经常检查一下反馈信息，看看你划得有多么用力。

分钟	RPE	说明
1–5	3–4	热身：非常轻松地划 5 分钟，找到划船技巧的一种感觉。以 24 到 28SPM 的动作速度为目标。
6–16	7–8.5	在这个 10 分钟的时间里，交替地进行间歇训练：40 秒钟比较费力地划和 20 秒钟比较轻松地划。用后面部分的这 20 秒钟间歇作为下一个 40 秒钟间歇开始前技术上的检查。用你的全身进行划船。
17–21	7	用这 5 分钟的时间，以稳定的速度连续地划。目标是 26 到 28SPM。
22–26	7.5–8	重复这个间歇训练：40 秒钟比较费力地划和 20 秒钟比较轻松地划。在整个 5 分钟的时间里保持这个进行的状态。在这个慢一些的间歇里面，深呼吸，把重点保持在姿势和计时上（向后参见第 5 章）。
27–30	4–5	放松：继续划，随着你的呼吸回到正常，把强度降到跟热身相当的水平。

跳　绳

今天早晨，抓起你的跳绳走出去吧。由于跳绳可以是难度比较高的——而这取决于延长的时间段里要求的强度和协调性——我们包括了这些间歇：让你放下跳绳，继续进行不用绳子来跳的动作。如果你非常想用跳绳跳，并且已经由此而提高了耐力，那就尽管在整个锻炼中使用跳绳吧。

分钟	RPE	说明
1-4	5	热身：原地踏步，同时用一只手把跳绳摇成圆圈。让腹肌参与进来，身体向上。
5-8	6	把跳绳放到地上，假装你正在用双手摇动着它。从右脚到左脚交替地轻跳。
9	8	用双脚跳绳60秒钟。保持双脚贴近地面，双臂贴近身体。
10-13	6	用左脚跳到右脚做侧步跳，在跳过绳子之后，轻拍左脚，换到右脚。然后用右脚重复。
14	8	使用跳绳从一侧到另一侧双脚跳60秒钟。每跳几次，就尽量把膝关节拉向胸部，增加强度。
15-17	6	把跳绳放到地上，假装你正在用双手摇动着它。从右脚到左脚交替地轻跳。保持双手贴近体侧。
18	8	用右脚跳绳30秒钟，然后用左脚跳绳30秒钟。
19-20	6	把跳绳放到地上，假装你正在用双手摇动着它。右脚和左脚交替地轻跳。
21	8	用双脚跳绳60秒钟。
22-23	6	重复侧步跳，右腿和左腿从一侧到另一侧进行交替。
24	8	进行跑步跳绳——在跳起或跳过绳子的同时轻轻地慢跑。避免跳得太高或者落地太重。
25-26	6	把跳绳放到地上，假装你正在用双手摇动着它。右脚和左脚交替地轻跳。保持双手贴近体侧。
27	8	开始用右脚跳绳30秒钟，然后换脚，用左脚跳绳30秒钟。
28-30	5	放松：用双脚跳绳，让绳子转的速度慢下来。1分钟之后，把强度减到单脚跳的技巧上，用两只脚交替进行。对于最后1分钟，把绳子放在地上，随着呼吸回到正常，原地踏步。

浅水跑步

这里有一个令人耳目一新的方法开始你的一天。如果你想让自己的关节休息、而又想让心脏加快跳动，就可以选择这项锻炼。对于这项锻炼，你需要在游泳池里进行练习，泳池里的水至少要有齐肩深的高度，同时脚接触池底。理想的情况是，你的手臂应该呆在水里。水越深，你的身体需要克服水的阻力就越大。一定要穿上合适的运动水鞋，这在第 5 章里讲到过。

分钟	RPE	说明
1–5	3–5	热身：走过泳池，再走回来，同时双臂前后用力摆动。在第 3 分钟的时候，加快走路的速度，来增加强度。
6–9	6	开始用正常速度慢跑。1 分钟后，做高抬腿慢跑，膝关节弯曲，抬向胸部；目标是与髋关节成 90°角。手臂在体侧从弯曲的肘关节位置向下压进水里。
10–13	7	原地做越野滑雪：双腿一起开始，然后分开——一条腿在身前，一条腿在身后。手臂的动作相反。如果你对这个动作觉得舒服，就做这个动作前进，然后再回来。
14–17	7–8	原地做双腿分开慢跑：髋关节向外转，膝关节向身体两侧抬起。手臂向体侧外展，掌心向前；然后在你继续分腿慢跑的时候，手臂在身体前面一起来回推水。
18–21	7–8	恢复到原地的轻松慢跑。1 分钟后，在你继续慢跑的同时，通过来回穿过泳池而开始增加更大的强度。
22–25	7–8	做前踢腿，穿过泳池再回来，从一条腿到另一条腿跳起，把腿在身前尽量往高抬到舒服的高度，同时保持身体仍是一条直线。注意把腿抬向胸前，而不是把胸部靠向膝关节。双拳出击和踢腿交替。
26–27	7–8	原地做 1 分钟分腿跳，接着做 1 分钟双分腿跳。双分腿跳：向外跳，成双腿分开的姿势，然后在原地双腿分开跳，手臂向体侧外展。再跳回到双腿并拢，然后在原地双腿一起跳，手臂在身体前交叉。
28–30	4–5	放松：在第一分钟用轻松的慢跑降低强度；然后降低到来回走过泳池的速度，水面下的手臂在身体前面自然摆动。

深水跑步

除了跑步以外，这项锻炼还为你提供其他各种运动的选择。你需要一条漂浮带，这可以在体育用品商店或游泳专业商店买到，或者在网上订购到。在你获得心血管耐力以及四肢力量得到加强的同时，这项锻炼还能增强你的体态意识。由于这些动作比在陆上慢一些，你能够真正集中精力做完整幅度的准确动作。你会留下耳目一新、精力充沛和强壮有力的感觉。

分钟	RPE	说明
1–5	3–5	热身：原地做越野滑雪，腿部弯曲，手臂按照与同侧腿相反的方向动作。开始的动作幅度比较小，然后慢慢加大。
6–8	7	做高抬腿慢跑，膝关节弯曲，把膝关节抬向胸部；目标是与髋关节成 90°角。手臂在体侧从弯曲的肘关节位置向下压进水里。
9–10	8	做抱膝式动作，把膝关节拉向胸部，然后直着向下压回水里。抱膝和越野滑雪的动作交替做，来平衡你的强度。保持腹肌收紧。
11–13	7–8	做半分腿跳，双腿向外压下，成分开的姿势，然后还原。保持手臂一直向身体外侧伸展。较慢的半分腿跳和较快的半分腿跳交替进行，使强度发生变化。
14–16	7	原地跑，同时手臂前后用力摆动。手臂在肘关节弯曲。
17–18	8–8.5	触摸脚趾的动作：把一条腿向前伸，用对侧的手去够对侧的脚趾。是把腿向手的方向抬起，而不是把躯干带向腿。保持躯干挺直。
19–20	7–8	为了做出强度低一些，但仍保持转动躯干的动作，交替地进行这两个动作：膝关节向胸部抬起、用对侧的手去够对侧的踝关节。此外，还是保持躯干挺直。
21–24	6–7	原地跑步，同时手臂前后用力摆动。手臂在肘关节弯曲。
25–26	8	用两腿分开的姿势慢跑，膝关节对着身体外侧，髋关节向外转。然后双腿并拢在一起，手臂向体侧外展，保持平衡。
27–28	6–7	原地跑步，同时手臂前后用力摆动。手臂在肘关节弯曲。在这节的最后 1 分钟，逐渐降低跑步的强度，把手臂的动作减慢到更自然的摆动。
29–30	3–5	放松：让腿回到正常的跑步姿势，轻松地跑，逐渐降低强度。

健身走

选择具有中度挑战性的地势：一条有连续上坡的道路，一条蜿蜒曲折的道路，或者一条有着变化地势的小路。变化的地势可以为固定的强度提供改变。

分钟	RPE	说明
1–10	2–3	热身：用轻松的步速开始在平地上走。做深呼吸，并开始加大摆臂的动作幅度。
11–15	4–5	为了增加强度，开始走得更快。为了使用不同的肌肉，通过迈出“外、外”和“内、内”的步法，走出 V 字步的形式。
16–20	5–6	如果地势允许，就向上坡走。如果你是在平地上，那么走到 60 秒钟就连续做 8~12次胸式呼吸。
21–30	7–8	开始倒着走——也就是，向后走——如果有一些坡度更好。先从前脚掌落地走，而不是先用脚后跟走。随着你对这个动作变得适应了，就加快步速。两分钟的倒着走和两分钟的传统走法交替进行，走 8 分钟，以传统的走路方式结束这个时间段的最后 1 分钟。这是一个挑战！
31–40	6–7	快步向前走（要意识到自己的呼吸模式）9 分钟。
41–45	3–4	放松：减慢步速，仍旧保持姿势和身体在一条直线上。就像在热身时一样，你感觉心率降下来一点，就进行深呼吸，你现在走路的步速比休闲走要快一点。一定要花时间来享受美景，并伸展你的小腿、髋屈肌、腘绳肌和下背部。

跑步机

这项锻炼结合了走路与跑步。对于燃烧热量，训练身体按照更高强度进行运转，帮助身体系统启动是很好的锻炼。通过使用跑步机的坡度功能，你可以模仿地势的变化。这就自然地引起了强度上的增加，在保持步速的同时，迫使身体系统更加努力地运转。

分钟	RPE / 坡度	说明
1–5	3/0	热身：轻松但是快步地走，手臂贴近身体，在体侧摆动，肘关节弯曲。集中精神通过整个脚走。有意识于脚的定位和步幅的长度。
6–10	5–6/0.5	加快步速。加快步子的频率，不是加大步幅的长度。
11–15	7–8/0.5	开始跑，尽量缓和地落地，保持双臂在体侧，肘关节弯曲。
16–25	5–6/1.5	回到快步走。
26–29	7.5–8.5/1	再开始跑；这是要付出更大努力的阶段。你的呼吸应当稳定而有力。
30–35	5–6/2	再次回到走路。由于你从跑步降到了走路，所以要增加走路的强度，以保持心率上升。你的步速仍然是快的，肩部使用适中的用力程度。
36–39	7.5–8/1.5	回到跑步。这是你最后一次需要花费力气的间歇——只剩下 3 分钟了！
40–45	3–4/0–1	放松：你的步速应该和热身相似。继续走，直到呼吸变得更慢、更轻松，你感觉心率明显下降了。

椭圆机

在椭圆机上进行的这项锻炼会让你用一定强度完成间歇训练，这些强度可以燃烧大量的热量，同时使心脏保持良好的状态。这些间歇的成果就是提高耐力。如果你用的机器有活动扶手，就要使用起来，因为它们可以为你的锻炼增加至少25%的热量消耗。当你的腿必须根据阻力变化而进行调整的时候，这项锻炼会把你的注意力集中在呼吸上。

分钟	RPE	说明
1–5	3–5	热身：从低强度开始，顺畅地蹬踏，并保持你的脚完全在踏板上。如果你使用活动扶手，在你推拉扶手的时候，就要使用很轻的压力。
6–14	6	增加强度。这感觉起来应该稳定而有节奏，但是你不应该觉得爬得太费劲了。有些机器有一个特点，就是能让你增大蹬踏的角度。如果你想把目标区域变成小腿肌肉，就把角度升起来一点。你的呼吸应该变得明显和有意识，但不应该觉得气喘吁吁。
15–18	8.5	增加强度，直到你的蹬踏速度慢下来。如果你已经开始握住扶手不放，就把强度降低一点。你的呼吸应该是沉重的。
19–24	7	把强度降低到和前一个间歇相似的水平。这是你的恢复间歇。你的呼吸应该慢下来了，但仍在努力。
25–28	8.5	再次增加强度。这次比你在前面做的又向前扩展了一些。蹬踏的动作会慢下来，应该很吃力，但仍是顺畅的。你能做到！
29–32	7	把强度再次降到和前一个恢复间歇一样。你的呼吸很费劲，但却稳定。
33–36	8.5	再次增加强度，但不像前一个强度增加得那么高。把阻力增加到你能觉出变化的那个点。同时加快蹬踏速度，继续坚持 4 分钟。
37–42	7–8	换到反向模式；然后增加一点强度。感觉在呼吸上有一点变化。
43–45	3–5	放松：换回正向模式。把强度降低到相当容易保持的水平。你的呼吸频率应该随着恢复回到正常了。

爬台阶机

对于延长的时间段，这项爬台阶机锻炼将把重点放在加强耐力上面。你会逐渐增加耐力，一直加到顶点，然后再把强度逐渐降低下来。进行深呼吸，闭上眼睛，想象你自己做好了爬台阶的准备：开始爬吧！

分钟	RPE	说明
1–5	3–5	热身：开始相当轻松而有节奏地爬。你的呼吸应该相当正常。轻轻地踏，把身体重量从一条腿换到另一条腿，并把膝关节带向胸部，而不是把胸部靠向膝关节。
6–14	5–6	增加强度。你开始爬台阶了。一定要向上站，不要靠在扶手上。避免踏得太快，那会让你的动作幅度变小。要把每一步都踏得扎实了，不要弹起来。
15–20	7–8	增加阻力，在你继续爬的时候，感觉你的腿部肌肉在努力。你还没有到高峰呢，只是在稳定地向上蹬。你的呼吸应该变得明显了。保持速度均匀，避免猛踩脚踏板。
21–29	8–8.5	这是你最长的间歇。你在这里锻炼的是耐力。把阻力增加一级，把登爬的速度也加快。保持你在行进中的状态，保持身体挺直。
30–35	7.5–8	降低一点阻力，但仍保持登爬。你此时处在一个稳定的速度上，仍然是在练你的耐力。
36–41	6–7.5	从这时起全是下山。逐渐地每分钟降低一次阻力。感觉你腿的反应和正在平缓下来的呼吸频率。攀爬马上就完成了！
42–45	3–4	放松：进一步降低阻力，和你走路的水平相似。你的呼吸应该恢复正常了。

划船器

如果你正在寻求一项能运动你身体每块肌肉并让你感觉兴奋的锻炼，那么，划船练习很适合。想象一下，今天清晨你正在海滩上，面对平静、清澈的海水。这是在清晨，阳光照耀着水面。在开阔的海面上，你能听到海鸥在头顶上发出的叫声，你的小船从水上掠过。你可以趁着清晨的安静，把精神集中在自己的姿势上，目标是让每一桨都达到最佳效果。关于更多的划船技巧，请参见第 5 章。如果你的划船器有速度显示，就经常检查一下反馈信息，看看你划得有多么用力。

分钟	RPE	说明
1–5	3–4	热身：轻松地划 5 分钟，先获得划船技巧的一种感觉。以每分钟划 24~28 下（SPM）的速度为目标。
6–26	7–8.5	继续稳定而动作一致地划船。每 5 分钟做一套力量 10 连次——交替进行 10 次强度较高的划船动作（把你的 SPM 保持在 24~28 之间）和 10 次强度较低的划船动作。在每个力量 10 连次之后和开始下一个之前，都检查一下自己的技术动作。
27–31	7.5	用稳定的速度划船。目标是 26~28SPM。
32–41	7.5–8	继续稳定和动作一致地划船。每 5 分钟重复一套力量 10 连次的练习。深呼吸，把注意力集中在姿势上。
42–45	4–5	放松：继续划，随着你的呼吸回到正常，把强度降到跟热身相当的水平。

浅水跑步

这项锻炼提供的是一个同时加强肌肉和关节力量的心血管挑战。这是开启一天的一个令人耳目一新的方法。你需要在游泳池里进行练习，泳池里的水至少要有齐肩深的高度，同时脚能接触到池底。理想的情况是，你的手臂应该保持在水里。水越深，你的身体需要克服水的阻力而付出的努力就越大。一定要穿上合适的运动水鞋，第 5 章里讲到过。让我们下水吧！

分钟	RPE	说明
1–8	3–5	热身：走过泳池，再走回来，同时双臂用力前后摆动。
9–14	6	开始用正常速度慢跑。1 分钟后，做高抬腿慢跑，膝关节弯曲，把膝关节拉向胸部；目标是与髋关节成 90°角。手臂从一个弯曲的肘关节位置，在体侧向下压进水里。作为变化，从一侧向另一侧摆臂，保持肘关节贴近躯干。
15–18	7	原地做越野滑雪：双腿一起开始，然后分开——一条腿在身前，一条腿在身后。手臂向反方向运动。如果你对这个动作觉得舒服了，就做这个动作向前行进，然后再回来。
19–23	8	手臂反向地分腿跳：从分得较窄的姿势跳到分得较宽的姿势。当你向外跳到较宽的姿势时，手臂保持在体侧；当你跳回开始的姿势时，手臂向身体外侧伸展。
24–26	8	原地做 1 分钟分腿跳，再接着做 1 分钟双分腿跳。双分腿跳：向外跳，成双腿分开的姿势，然后原地双腿分开跳，手臂向体侧外展。再跳回到双腿并拢，接着原地双腿一齐跳，手臂在身体前交叉。
27–31	7.5–8	原地做两腿分开慢跑：髋关节向外转，膝关节向身体两侧抬起。手臂向身体外侧伸展，掌心向前；然后手臂在身体前面一起来回推水。
32–34	8	原地轻松慢跑。1 分钟后，通过来回慢跑穿过泳池而增加更大的强度。避免只用脚趾跑。
35–40	7–8	双脚并在一起，向前和向后跳。在你向前和向后跳的时候，手臂弯曲到肘关节并保持不动。把这个动作和从一侧跳到另一侧的动作相交替，手臂向身体外侧伸展，与肩同高，并保持不动。
41–45	4–5	放松：轻松地慢跑 3 分钟；然后走过泳池，再走回来，手臂在水下和在体前摆动。

深水跑步

除了跑步以外，这项锻炼还为你提供了多种动作的选择。你随着获得心血管的耐力、对抗水的阻力而努力，进而能得到四肢力量的加强，这项锻炼会增强你的体态意识。在你系上了漂浮带之后，身体就更容易向前倾。要确保它是一个全身的倾斜，在这项锻炼的整个过程中，保持躯干挺直，并保持正常呼吸。

分钟	RPE	说明
1–5	3–5	热身：以有节奏而轻松的越野滑雪动作开始，腿部弯曲，手臂向反方向运动。开始的动作幅度比较小，然后慢慢加大幅度。
6–10	7	做高抬腿慢跑，膝关节弯曲，把膝关节带向胸部；目标是与髋关节成 90°角。手臂从肘关节弯曲，在体侧向下压进水里。
11–18	8	从高抬腿慢跑逐渐发展到跑步。整个间歇都用来跑步，重点放在姿势上。保持向上站而又有些向前倾的姿势，让小腿抬到髋关节的下面。手臂在肘关节弯曲，用手臂和腿的动作相反的方向推水。你的前臂应该几乎到达水面了。
19–25	8	倒着跑。掌心朝前，手臂向前舀水，和你的腿动作方向相反。你的身体仍然是挺直的，处于稍微向前倾的姿势。
26–30	7.5–8	做越野式滑雪的动作，双腿做剪刀式运动。手臂前后摆动，和腿的动作方向相反。
31–36	8–8.5	做半分腿跳，双腿向外下压，成分开的姿势，然后在手臂向体外伸展的同时，双腿还原。较慢的半分腿跳和较快的半分腿跳交替进行，使强度发生变化。
37–40	7	原地跑步，手臂做前后用力摆动的动作。
41–45	3–5	放松：让腿回到正常的跑步姿势并轻松地跑，逐渐降低强度。

健身走——连续坡路

选择一个在地势上有着多种坡度的户外场所或者一条道路。保持每英里（1.6 公里）15 分钟左右的速度，能让你在这项锻炼中完成将近 4 英里（6.4 公里）。找一条长度为大约 2 英里（3.2 公里）的路线。你可以计划把这条路线走完，然后转过身来，按原路返回。

分钟	RPE	说明
1–5	3–5	热身：用缓和而渐进的速度开始在平地上走。用脚后跟和脚趾进行 3 分钟的间歇走。然后回到正常的走路。一旦你自然的节奏觉得舒服了，就把步速加快一点。
6–11	6	继续加快步速，根据你前面的地势来调节身体的倾斜程度。
12–16	7–8	当你接近一个缓坡的时候，随着你加快步速，把身体从踝关节向前倾。如果必要的话，迈的步子可以小一些，但是要保持速度。
17–21	7	向下坡走的时候，身体向后倾一点，但要保持直立。保持步速；但是不要让坡度推着你走得更快，以至于达到了不舒服的程度。脚不要向下拍地走。集中精神全脚走。
22–25	8	努力完成下一个爬坡，或者转过来再爬这个坡。保持挺胸，目视前方，不要低头。开始向下坡走了；把步速减慢一点，感觉你的呼吸在调整。
26–30	7.5	向下坡走，感觉你的身体恢复了一点。集中在脚后跟触地和脚走动的动作上，注意不要超越自己的步幅。锻炼的其余部分都将在平地上进行。
31–36	8	你要走 V 字步的模式了：双脚向前，并同时向身体外侧迈步，然后再迈回开始的位置。不过，对于这个 V 字步，当你把每只脚迈向身体外侧的时候，你要通过屈膝降低重心，直到你处在半蹲的姿势上（确定不要让髋关节降到膝关节以下）。当你再迈回出发点，就恢复了站立的姿势。
37–42	7.5–8	向后走（倒着走），重点在于从前脚掌到脚后跟着地走。如果你需要休息一下，就转过身来，正常地走 1 分钟，然后等休息好了再恢复成倒着走。
43–48	7–8	以加快的步速向前走。避免从髋关节开始把身体向前倾。
49–55	7	把步速降低至适中的走路强度。在第 1 分钟之后，用脚后跟和脚趾交替着走。
56–60	4–5	放松：让步速回到你热身时的强度。感觉自己的呼吸恢复到了正常。

循环走路

选择具有中度挑战性的地势：一条有连续上坡的道路，一条蜿蜒曲折的道路，或者一条有着变化地势的小路。变化的地势可以为固定的强度提供改变。

分钟	RPE	说明
1–10	2–3	热身：用缓和的速度开始在平地上走。做深呼吸，并开始加大摆臂的动作幅度。
11–15	4–5	为了增加强度，开始更快地向前迈步。你要按照V字步的模式来走：用双脚向前，并同时向身体外侧迈步，然后再迈回开始的位置。不过，对于这个V字步，当你把每只脚迈向身体外侧的时候，你要通过屈膝降低重心，直到你处在半蹲的姿势上（确定不要让髋关节降到膝关节以下）。当你再迈回出发点，就恢复了站立的姿势。
16–20	5–6	如果地势允许，就向上坡走。如果你是在平地上，那么走到60秒钟就连续做8~12次胸式呼吸。
21–30	7–8	开始倒着走时，如果有一些坡度更好。先用前脚掌落地卷动着走，而不是先用脚后跟。随着你对这个动作变得适应了，就加快步速。两分钟的倒着走和两分钟的传统走交替进行，共走8分钟，以传统的走路方式结束这个时间段的最后1分钟。这是一个挑战！
31–40	6–7	快步向前走，开始意识到自己的呼吸模式。
41–45	7.5–8	每走到60秒钟之后，就连续做8~12次胸式呼吸。
46–51	7.5	重复V字步的模式。
52–55	7	正常地走，同时保持快步，以维持你的强度水平。
56–60	4–5	放松：减慢步速。当你感觉自己的心率降下来了，就进行深呼吸。

公路骑车——平地到坡路

对于更长骑行的训练，你今天的重点是获得心血管的耐力和增强腿部的耐力。咱们让车轮飞转起来吧！选择一个能提供一点坡度的平地，比如一条铺好的小路或者是公园。由于在你锻炼中的上坡会增加强度，在你爬坡的时候，要集中精神保持充分的深呼吸。当你调动肌肉推动着自己骑上顶点的时候，要保持一个积极的态度。

分钟	RPE	说明
1–5	5	热身：轻松的骑行，平坦的地势，相当正常的呼吸，缓和的阻力，脚蹬在相当自在地转动。
6–14	6	平地：加快速度来增加阻力，或者变挡多增加一点阻力，但要保持速度固定不变。到第 10 分钟的时候，继续相同的阻力，但是蹬得快一点。把这个转速保持 1 分钟；然后在 3 分钟里，通过每分钟把蹬踏的速度增加 5%~10%，重复这个过程。
15–19	7.5–8.5	爬坡：使用慢一些的蹬踏动作，调节变速器，来适应爬坡，但仍要保持有氧的努力。这时，你的呼吸应该变得有点沉重。保持躯干挺直。
20–27	7	下坡：随着阻力减小，换挡来适应下坡的骑行。一旦到了平地上，继续以固定不变的速度蹬踏，调节变速器，让你保持稳定的蹬踏速度。你的呼吸应该是稳定和有氧的。
28–33	7.5–8.5	爬坡：使用慢一些的蹬踏动作，调节变速器，来适应爬坡，但仍要保持有氧的努力。这时，你的呼吸变得有点沉重了。如果有必要，就换挡来帮助你爬坡。保持躯干挺直。
34–41	7	下坡：随着阻力减小，变挡来适应下坡的骑行。一旦到了平地上，继续以固定不变的速度蹬踏，调节变速器，让你保持稳定的蹬踏速度。这是你的公路速度。连续地蹬踏，不要滑行。
42–48	8	你应当是在平地上把锻炼余下的路程完成。每两分钟把腿的速度增加 5%~10%。如果你遇到了缓坡，就相应地调节变速器，来适应变化的地势，但是尽量要保持比前两分钟更快的速度。
49–52	7.5	减慢速度，感觉腿在恢复。
53–60	4–5	放松：通过减慢蹬踏速度来降低强度。在最后 1 分钟里，恢复到热身时的速度。

跑步机

这项以坡度为特点的跑步机锻炼模拟了地势的变化。这会自然增加强度，迫使你的身体系统在你保持有力和稳定步伐的同时更加努力地运转。你会感到很惊奇，间歇训练是怎样能让时间飞逝的！

分钟	RPE / 坡度	说明
1–5	3/0	热身：轻松而快步地走，手臂贴近身体，在体侧摆动，肘关节弯曲。整个脚着地走。
6–10	5–6/0	加快步速。加快步子的频率，而不是加大步幅的长度。
11–15	7–8/0	开始跑步。脚步缓和地落地，保持双臂在体侧，肘关节弯曲。你的呼吸应该是稳定的。
16–25	8/1	继续跑步。保持和上一个间歇相同的速度。不要让坡度减慢你的速度。
26–28	8–8.5/2	继续跑步。你的呼吸应该是稳定而有力的。迈着均匀的步幅，要避免用脚很重地跺地。
29–32	7.5/0	恢复到没有坡度的间歇。这样应该感觉轻松一些了，但你的呼吸仍然应当是明显的。
33–34	8–8.5/1.5	重新回到上坡跑。保持稳定的步速。
35–36	8.5/2.5	坡度变得更陡了。身体向前倾一些，以适应地势的变化。
37–41	7.5/0.5	恢复间歇：以更舒服的速度继续跑。你应该仍然在用力地呼吸和跑步。
42–45	8/2.5–3	又一个上坡。感觉你的身体自然地向前倾，以适应地势的变化。你的步速可能会慢下来一点；那没关系，保持稳定就可以了。
46–49	7.5/0.5	恢复间歇。你用正常的速度跑步，继续努力，但是正从前一个费力的间歇中进行恢复。
50–51	8.5/3	全力以赴！这是一个1分钟的爬坡。把一切都保持在控制之中，把精神集中在姿势上。
52–60	4–5/0	放松：你的步速应该和热身相似。继续走，直到呼吸变得更慢、更轻松，你感觉心率明显下降了。

靠背式动感单车

在靠背式自行车上进行锻炼能够让你继续朝着心血管的锻炼目标而努力——让下半身肌肉工作，而同时为你的躯干提供所需的支撑，也许是休息。不要让这个姿势蒙蔽了你；这仍然是一项非常好的心血管锻炼。如果你的靠背式自行车有转速表，你就需要把每分钟转数保持在 75~85 之间。

分钟	RPE	说明
1-5	5	热身：开始的时候慢蹬，把蹬踏的动作提高到一个既舒服又能让呼吸保持在正常速度的阻力上。
6-13	6-7	增加阻力水平，直到你感觉脚后跟向下降。每分钟尽量加快一次蹬踏的速度。到了 12 分钟刻度的时候，减慢一点蹬踏速度，为下一个阻力挑战做好准备。
14-20	7-8.5	每分钟逐渐增加一次阻力。对于最后两分钟，找到一个你能感觉到腘绳肌在用力，又能保持稳定速度的阻力水平。你应该能意识得到自己的呼吸。
21-28	6-7	降低一点阻力。感觉到你的肌肉随着阻力的降低而多获得了一点能量。你的呼吸应该是稳定的。把它与更快速度的短时间冲刺骑交替进行。
29-34	6	集中用一条腿、然后再用另一条腿各蹬踏两分钟，不要把不蹬的那只脚从脚蹬上拿开。对于这个阶段的最后一分钟，使用双腿蹬踏。你的呼吸应该比较明显，但不应该是气喘吁吁。
35-41	7-8	耐力骑行：增加阻力，直到你感觉脚后跟向下降，腘绳肌重新开始用力了。集中精神保持固定不变的蹬踏动作和速度。
42-45	8	增加阻力，模拟轻微的爬坡。把阻力增加到你感觉只有一点点变化；不要增加得太厉害，那样的话，你的动作就会变得不均匀。蹬踏的动作减慢一点，保持稳定、顺畅和用力。
46-49	7.5	降低阻力，模拟平地的骑行。加快蹬踏的速度，保持稳定的动作。
50-53	8	降低蹬踏的速度，并为最后一冲增加阻力。这是你在放松前最后一次费力的骑行了。保持均匀的蹬踏动作，注意不要从一侧向另一侧晃动身体。
54-57	6-7	把阻力降到你不用太使劲就可以轻松蹬踏的程度。你的呼吸应该正在恢复到正常，但你仍然在用力。
58-60	4-5	放松：降低阻力。每分钟减慢蹬踏的速度，直到你的呼吸达到舒服的程度，你的强度水平也达到和热身相当。

椭圆机

这项锻炼可以让你用一定强度完成间歇训练，在这些强度上，你会燃烧大量的热量，同时使心脏保持良好的状态，并提高你的耐力水平。如果你用的机器有活动扶手，就要使用起来，因为它们可以为你的锻炼增加至少 25%的热量消耗。注意不要把你的身体重量压在扶手上。

分钟	RPE	说明
1–5	3–5	热身：从低强度开始，顺畅地蹬踏，并保持你的脚完全蹬在脚踏板上。如果你使用活动扶手的话，在推拉扶手的时候，就要使用很轻的压力。
6–14	6	增加强度。这应该感觉稳定而有节奏，但是你不应该感觉爬得太剧烈了。你的呼吸应该变得明显而有意识，但不应该觉得气喘吁吁。
15–18	8.5	增加强度，直到你的蹬踏速度慢下来。如果你已经开始握住扶手不放了，就把强度降低一点。你的呼吸应该是沉重的。
19–24	7	把强度降低到和前一个间歇相似的水平。这是你的恢复间歇。你的呼吸应该慢下来了，但是仍在用力。
25–28	8.5	再次增加强度。比起你前面间歇里做的，这次再加一把油。蹬踏的动作会慢下来，应该很吃力，但仍然是顺畅的。
29–34	7	把强度再次降到和前一个恢复间歇一样。你的呼吸很费力，但是很稳定。
35–38	8	再次增加强度，但不用像前一个强度那么高。在这个间歇里，你需要加上阻力用力地快速蹬踏。把阻力增加到你能觉出变化的那个点。 旦把增加的阻力调好了，你就可以加快蹬踏的速度了。
39–44	8–8.5	换到反向模式；然后增加一点强度。在这一段里，为了对蹬踏的姿势做出变化，你得把身体重量向后移一点。不过，仍然不要改变你直立的姿势。
45–48	7.5–8	换回正向模式。保持相同的阻力水平。你的呼吸应该明显而有力。
49–52	8	增加阻力。你现在的呼吸更加费力了。做深呼吸——你已经在最后阶段了。
53–56	7–7.5	把强度降到足以让你的呼吸慢下来和恢复的水平。感觉你的身体和呼吸都变得舒服而稳定了。
57–60	3–5	放松：把强度降低到相当容易保持的水平。在 30 秒钟到 1 分钟的间歇里继续降低阻力，直到你处于热身的水平。你的呼吸频率应该随着恢复回到正常了。

浅水跑步

这项锻炼提供的是一个同时加强肌肉和关节力量的心血管挑战。你需要在游泳池里进行练习，泳池里的水至少要有齐肩深的高度，同时脚能接触到池底。理想的情况是，你的手臂应该能处在水里。水越深，你的身体为了克服水的阻力而需要付出的努力就越大。一定要穿上合适的运动水鞋，这在第 5 章里讲到过。

分钟	RPE	说明
1–8	3–5	热身：走过泳池，再走回来，同时双臂前后用力摆动。在第 3 分钟的时候，加快走路的速度，以增加强度。
9–14	6	开始用正常的速度慢跑。1 分钟后，做高抬腿慢跑，膝关节弯曲，把膝关节拉向胸部；目标是与髋关节成 90°角。手臂从弯曲的肘关节位置在体侧向下压进水里。作为变化，从一侧向另一侧摆臂，保持肘关节贴近躯干。
15–18	7	原地做越野滑雪：双腿一起开始，然后分开——一条腿在身前，一条腿在身后。手臂向反方向运动。如果你对这个动作觉得舒服了，就开始这样来回地行进着穿过泳池。
19–23	8	手臂反向分腿跳：从分得较窄的姿势跳到分得较宽的姿势，手臂保持在体侧。当你跳回开始的姿势时，手臂向身体外侧伸展。
24–26	8	原地做 1 分钟分腿跳，再接着做 1 分钟双分腿跳。双分腿跳：向外跳，成双腿分开的姿势，然后在原地双腿分开跳，手臂向体侧外展。再跳回到双腿并拢，然后在原地双腿一起跳，手臂在身体前交叉。
27–31	7.5–8	原地两腿分开慢跑：髋关节向外转，膝关节向身体两侧抬起。手臂向身体侧伸展，掌心向前；然后手臂在身体前面一起来回推水。
32–34	8	原地轻松地慢跑。1 分钟后，通过来回慢跑穿过泳池而增加更大的强度。避免只用脚趾跑。
35–40	7–8	双脚并在一起，向前和向后跳。在你向前和向后跳的时候，手臂弯曲到关节部并保持不动。把这个动作和从一侧跳到另一侧的动作交替进行，手臂向身体外侧伸展，与肩同高，并保持不动。
41–45	7.5–8.5	原地慢跑或跑步两分钟。然后，把自己浸在水里，一直没到肩部。保持这个更低的重心，加快步速，更费劲和更用力地跑 60 秒钟。接着回到原来的直立姿势，再跑 60 秒钟；然后又是 60 秒钟的浸在水里跑。

（续表）

分钟	RPE	说明
46–50	8	在这5分钟里，跑过泳池，再跑回来，双臂用力摆动。
51–55	7	慢跑穿过泳池，再慢跑回来。1分钟后，进行高抬腿慢跑，膝关节弯曲，把膝关节拉向胸部；目标是与髋关节成90°角。手臂从一个弯曲的肘关节位置，在体侧向下压进水里。
56–60	4–5	放松：轻松地慢跑穿过泳池。5分钟后，走过泳池，再走回来，手臂在水下和体前摆动。

深水跑步

除了跑步以外，这项锻炼还为你提供其他各种动作的选择。随着你获得心血管的耐力，随着你为了克服水的阻力而努力，进而得到了四肢力量的加强，这项锻炼将增强你的体态意识。在你系上了漂浮带之后，身体就更容易向前倾。要确保它是一个全身的倾斜，在这项锻炼的整个过程中，保持躯干挺直，并保持呼吸。

分钟	RPE	说明
1–5	3–5	热身：以有节奏而轻松的越野滑雪动作开始，腿部弯曲，手臂向反方向运动。开始的动作幅度比较小，然后慢慢加大幅度。
6–10	7	做高抬腿慢跑，膝关节弯曲，把膝关节带向胸部；目标是与髋关节成90°角。手臂从肘关节弯曲，在体侧向下压进水里。
11–18	8	从高抬腿慢跑逐渐发展到跑步。这个间歇都用来跑步，重点在你的姿势上。保持挺直，但有些向前倾的姿势，让小腿提到髋关节的下面。手臂在肘关节弯曲，用它们和腿的动作相反的方向推水。你的前臂应该几乎到达水面了。
19–25	8	倒着跑。掌心朝前，手臂向前舀水，和你的腿动作方向相反。你的身体应该仍是挺直的，处于稍微前倾的姿势。
26–30	7.5–8	做越野滑雪的动作，双腿以剪刀式的样子运动。手臂前后摆动，和腿的动作方向相反。
31–36	8–8.5	做半分腿跳，双腿向外压下，成分开的姿势，然后在手臂向体外伸展的同时还原。较慢的半分腿跳和较快的半分腿跳交替进行，使强度发生变化。

（续表）

分钟	RPE	说明
37–40	7.5–8	原地跑步，手臂做前后用力摆动的动作。
41–47	8	倒着跑。掌心朝前，手臂向前舀水，和你的腿动作方向相反。你的身体应该仍是挺直的，处于稍微前倾的姿势。
48–51	8	做高抬腿慢跑，膝关节弯曲，把膝关节带向胸部；目标是与髋关节成 90°角。手臂从肘关节弯曲，在体侧向下压进水里。
52–55	7	原地跑步，手臂做前后用力摆动的动作。
56–60	3–5	放松：让腿回到正常的跑步姿势并轻松地跑，逐渐把强度降低。

9

高级锻炼

对于一些能让你的心率达到极限的锻炼，你准备好了吗？如果是，这些锻炼计划就适合你。本章扼要叙述了各种模式的高级锻炼计划，旨在增强心血管的反应，并燃烧大量的热量。这些锻炼计划将用更长的时间、以更高的强度训练你的身体系统，进而提高你的有氧能力。它们适合那些已经在固定的基础上进行了常规有氧运动的人。就像其他章里的锻炼计划一样，集中精神进行每一个锻炼是很重要的，也包括了在锻炼之前、之间和之后大脑一身体一呼吸的结合（参阅第 7 章提到的想象技巧）。每个锻炼计划也包括了热身和放松的运动——对于恢复性锻炼的概念，请参见第 10 章。

跑　步

这项锻炼有两个单独的阶段。你的目标是从第一阶段（第 5~12 分钟）提高到第二阶段（第 13~20 分钟）。指定一长排台阶（体育场就非常好）、一条跑道、或者任何可以测量的山坡或街道，让你容易保持“圈”数的记录。爬坡或爬台阶能够提高腿部力量，而跑道则能增强心血管的耐力。你的起点和终点应当是相同的。

分钟	RPE	说明
1–4	3–5	热身：开始跑步，把精神集中在你的姿势和呼吸上。
5–10	6–8.5	现在开始计圈。每分钟逐渐增加步速，直到你感觉在呼吸上和肌肉的活动状态上都有了变化。这时，你应该更用力地呼吸。
11–12	7	原地踏步 60 秒钟。这是你唯一的恢复间歇。
13–18	8.5	你在这个间歇的目标是增加更多的圈数，哪怕只是一圈或半圈也好。开始数圈。再次加快速度，一直把速度向上加，直到你感觉自己的呼吸反应沉重了，但是你仍然能够把身体的一条直线和技术动作都保持在控制之中。深呼吸，把精神放在现有的任务上。
19–20	3–6	放松：把步速降到走路，让呼吸回到正常。

跑步——速度练习

这项锻炼的重点在于增加速度。速度练习每周最多只能进行一次或两次。因为比起常规的锻炼，你需要更长的时间才能从速度练习中恢复过来，如果你经常进行速度练习，你就会影响自己的进步。只有当你在心血管耐力方面达到了很好的基础水平，你才应该尝试速度锻炼。如果跑步不是你喜欢的运动，那么这项锻炼计划还可以运用到计圈游泳或户外骑车上面。跑道是你进行速度练习的理想地方，因为你能看得到终点，还能测量得出自己的改进之处。如果没有跑道，任何一段可以测量的道路都能达到目的。比起之前的 20 分钟跑步锻炼，你需要更长的恢复时间。通过明智地使用你的恢复阶段，你可以提高身体的摄氧能力，转而大大地改善自己的耐力。有的时候，把速度锻炼增加到你的常规训练中去，就是突破锻炼平台期所需要做的一切。

分钟	RPE	说明
1–4	3–5	热身：开始轻松地慢跑，逐渐进展到轻缓地跑步。这时需要建立起正确的技术和姿势。
5–6	8–8.5	增加步子的频率来增加强度。手臂在体侧旁更快地摆动。你这时应该呼吸吃力了。
7–8	6–7	回到轻松一些的慢跑，通过降低步子的频率来降低强度。这是你的主动恢复。尽管这时你仍在用力，但感觉呼吸轻松一点了。在最后 30 秒钟期间，在精神上为下一个间歇做好准备，你在下一个间歇里进行的强度要高得多。
9–9:30	9	这时加快步速，冲刺！在这个点上，你应该气喘吁吁了。注意在这期间你跑过的距离，你需要在下一个高度费力的间歇里再提高一些。
9:31–11	6	把强度降到走路。这是你的主动恢复——让自己喘口气。
12–15	6.5–7.5	把强度提高到轻松的跑步（你的 RPE 应该在 7.5 左右）。由于你刚完成的这个高强度的冲刺间歇，比起你在热身期间进行的轻松慢跑，你在这个间歇里的自感用力度可能会感觉更高。随着你达到了稳定的步速，你实际的自感用力度比起上一个间歇开始的时候会降下来一点。为下一个间歇做好精神准备。
16–16:30	9	再次冲刺。你的目标是比上一个冲刺完成更长的距离。这时，你应该又是气喘吁吁了。
16:31–17:30	6	回到走路。你的心率应该降下来一点。为下一个冲刺做好准备。
17:31–18	9	再次冲刺，努力完成比上一个冲刺更长的距离。如果做不到，只需要尽量保持你在这之前的冲刺速度就可以了。你这时应该是气喘吁吁的。
19–20	6	放松：走路。让你的心率完全降下来，并感觉呼吸回到正常了。如果需要更多时间的话，那么你这时或许就想要多花上几分钟平静下来。你的血压将恢复正常，而且也重新回到自然呼吸的节奏。

竞赛骑车

在这个时间短，但却富有挑战性的锻炼中，你将在开阔的公路上进行速度练习。找一条相当平坦的道路。有轻微的坡度不会妨碍锻炼，而只会让锻炼在那些路段中更多了一点挑战性。今天早晨，你准备和自己赛车，专攻速度，努力完成尽可能长的距离。

分钟	RPE	说明
1–5	5	热身：用容易保持的速度开始骑。把精神集中在顺畅的蹬踏动作上，并保持躯干挺直。
6–8	7–7.5	开始加快蹬踏动作。如有必要，可以增加阻力或变速，以免从车座上弹起来。在第7分钟时，再次加快蹬踏动作，迫使自己完成更长的距离。把这个速度保持2分钟。
9–10	9	这个间歇是冲刺，不要一直冲到自己完全喘不上气来并耗尽氧气，而是冲到你觉得说出一句完整的话都很难就可以了。
11–12	7	减慢速度来恢复，保持可以控制的速度，不过仍然感觉好像是在用力地骑。你的呼吸应该是明显的，但你应该能够轻松地骑行。
13–14	8–8.5	加快速度，直到你感觉自己的心率增加了，肌肉也有所反应。你的呼吸应该变得沉重了。
15–16	9	加快速度再来一个冲刺！去完成尽可能长的距离——只有1分钟，坚持下来。
17–18	7	降低速度来恢复。让你的呼吸平静下来。
19–20	4–6	放松：继续降低速度，直到和热身的速度相当。一直蹬踏，直到呼吸回到正常，腿部也感觉更轻松了。

跑步机

这项锻炼旨在把你推向极限，带你进入下一个体适能水平。中级锻炼与高级锻炼之间的唯一差别，往往就在于推动你的精神耐力的这种能力。你最初以为太难越过的或者不可能过得去的坎，就是让你缩短休息时间，并改善你的体格及精神竞技的因素。为了使这项锻炼能真正有效，你必须具备坚实的有氧健身基础水平，并且愿意把自己推进到不舒服的那个程度。由于这项锻炼比较短，你必须增加强度才能达到目标。它是通过使用变化的斜坡模拟各种地势来进行的。随着你变得更加强健，你可以增加坡度，或者把速度设定得更高。这些艰巨的挑战会提供最多的健身收获。

分钟	RPE / 坡度	说明
1–5	3–6/0	热身：开始用舒服的速度慢跑。你正在寻找整个锻炼中保持的速度，所以要找一个你能保证达到的速度。
6–8	7/1.5	尽量保持相同的步速。你正处在正常的慢跑中，更用力地呼吸，但向前迈的步子仍然是舒服的。如果你觉得心率上升得太快，就降低坡度，但仍保持速度。这时要保持正确的姿势。
9–11	7.5/2.0	此时又增加坡度，但要集中保持相同的步速。随着坡度的增加，你可能会觉得身体需要向前倾一点。要确保从踝关节，而不是从腰部向前倾。
12–14	8–8.5/3.5	再次增加坡度。难度上这次是最困难的一次增加，你会感觉自己在进一步向顶点推进。你的呼吸应该是沉重的，并且十分明显。保持你的姿势或速度。
15–16	6.5–7/0	保持相同的步速。你可能想要减慢速度，但是你得保证把这个速度坚持下来。保持良好的姿势，集中精神缓和地落地。
17–18	8.5–9/4	这是最高点！保持和以前一样的步速。让自己自然地进入全身向前倾。氧气是你的燃料——呼吸，完整地坚持到最后！
19–20	4–6/0	放松：逐渐降到快步走的速度。

跑步机——陡坡模拟

这项锻炼可以让你在较短的时间内燃烧大量热量，并让你的腿进行一次剧烈的练习。你将在跑步机上进行锻炼，模拟爬陡坡。随着你开始运动，就把精神集中在姿势上，然后继续爬坡。由于你的身体更加向前倾，这项锻炼可以特别练习臀肌、四头肌和腘绳肌。另外，由于腹肌和背肌必须一起工作来保持你的躯干在一条直线上，你还会获得核心力量和稳定性的提高。深呼吸，保证完成这项锻炼。开始爬坡啦！

分钟	RPE / 坡度	说明
1–5	3–5/0	热身：用正常的步速走，在精神上和身体上为这项锻炼做好双重准备。到了第 3 分钟，加快步速，感觉你的身体和呼吸都有所反应。从脚后跟一直到前脚掌自然着地。肘关节弯曲，保持贴近在体侧。
6–8	6–6.5/0	再加快步速，感觉呼吸的反应，感觉手臂的摆动加快了。
9–10	7–7.5/1	把坡度增加到 1%。尽量保持和上一个间歇相同的速度。
11–13	8/2.5	把坡度增加到 2.5%。如果能做到的话，试着把速度提高 0.5 英里/小时（0.8 公里/小时）。只从踝关节使身体向前倾。避免从腰部向前倾。保持躯干挺直。
14–16	8.5/3–3.5	对于爬坡，再次做好精神上和身体上的准备。增加坡度，但不要降低步速。感觉你的呼吸变得更沉重了，但是不应该喘不上气来。让手臂在体侧自然摆动；不要摆过身体的中线。你能做得到！
17–18	9/3.5–4	增加步速，或者把坡度增加到 4%，或者两者都增加。需要进行深呼吸。尽量增加步子的频率，而不是加大步幅的长度。仍旧保持脚后跟、前脚掌和脚趾的技巧。这一段只有1 分钟；坚持到底！
19–20	6	放松：你成功了！把坡度和速度逐渐降下来。随着你的呼吸回到正常水平，你的腿应该觉得更轻松了。

跑步机——竞走

你开始爬陡坡挑战，这项锻炼使用的是竞走的技巧。你的目标是竞走到模拟山坡的顶点，始终保持竞走的速度。第 4 章里讲到过竞走的技巧。迅速地回顾一下那些技巧会加强你身体和头脑中想象的脚触地和身体姿势，对于完成这个时间短，但却有效的锻炼是必要的。在这里，为了保持步速，需要保持髋关节扭动，这样就得迈着更小、更快、频率更高的步子走，才能起到最好的效果，而不是增加步幅的长度。各就各位，预备……出发！

分钟	RPE / 坡度	说明
1–5	5/0–0.5	热身：做一次深呼吸，集中精神，然后开始爬坡。以正常的走路速度开始，但很快进入正确的竞走技巧。在第 3 分钟的时候，把坡度增加到 0.5%。
6–9	7–7.5/1	继续竞走，随着你进入了锻炼的主体部分，逐渐把步子加快。这时，你的呼吸应该开始变得沉重了。保持从脚后跟一直到前脚掌着地，直到离地。在你继续让脚沿着一条直线走的同时，让髋关节的扭动自然发生。加快手臂的前后摆动，不要让手臂越过身体的中线。
10–13	8–8.5/2	加快步子的频率，不要增加步幅。在加快之后，仍然要保持节奏和髋关节的扭动。避免用前脚掌拍击地面。
14–16	8.5–9/ 2.5–3.5	每 30 秒钟把坡度增加 0.5%。感觉身体从踝关节向前倾。保持身体的垂直和挺立。如果必要的话，就迈着更小的步子走，但是要保持步速。在这个点上，你的呼吸应该是非常明显了。使用手臂从肩部摆动，来保持你前进的状态。
17–20	5–7/ 0.5–3.5	放松：按照 30 秒钟的间隔逐渐降低坡度。在第 19 分钟时，你应该把坡度降到 0.5%或者更低。把步速降到正常的走路，让呼吸也回到正常。

20 分钟高级锻炼

划船器

划船能锻炼你身体的每块肌肉，并给你留下兴奋的感觉。最好的作用就是，它是一项可以提高全身整体协调能力的无冲击活动。你将进行 5 分钟的间歇训练，得到一次完整、高强度和挑战性的锻炼，这是为了你将来进行更长时间的划船锻炼做准备的。这项时间短而又有效的锻炼可以测试你能否保持前后一致和高效率动作的能力。努力做到每分钟划 26~28 次（SPM）。关于更多的划船技巧提示，请参见第 5 章。

分钟	RPE	说明
1–5	5	热身：非常轻松地划，找到划船技巧的一种感觉。以 24~28SPM 之间的速度为目标。
6–10	7	继续划，使用整个身体按照适中但是有挑战性的 26~28SMP 的速度来划。在最后 1分钟里，在精神上准备好进行力量 10 连次的第 1 个间歇。
11–15	8.5	力量 10 连次间歇：每分钟用更大的强度连续划 10 次，然后用低一些的强度连续划10 次。为了做到这一点，你需要使用腿部、背部和手臂，更快地将把手拉向自己的身体。每个力量 10 连次都应该比前一个的强度更大。在力量 10 连次的间歇之间用稳定的速度划。
16–18	7.5–8	按照适中但是有挑战性的速度划。在最后 1 分钟里，用更高的强度来划，有多大的力量，就把多大的力量都投入到划船上。
19–20	4–6	放松：把划船的强度降低到跟热身强度相似的水平。继续划，直到你感觉心率和呼吸频率都回到正常了。

跳　绳

如果你觉得自己时间紧张，又想在非常短的时间内完成一项又剧烈又有效的心血管锻炼，跳绳就可以是你的选择。这项锻炼旨在正确地开启你崭新一天：20分钟剧烈而有挑战性的锻炼，能帮助启动你的心脏和整个身体。如果音乐能激励你，那就抓起你的耳机，放一些欢快的音乐，准备上路吧！深呼吸，还有最重要的——开心！

分钟	RPE	说明
1–3	5	热身：原地踏步，同时用一只手把跳绳摇成圆圈。让腹肌参与进来，向高处站直。
4–6	7	使用绳子，右脚到左脚交替地轻跳。
7–9	8–8.5	做双脚跳：双脚轻轻跳离地面，接着同时落地。这个动作做1分钟。然后，在第2分钟加快跳绳的速度，尽量跳得更快。记住落地时膝关节要微屈。
10–11	8–8.5	在跳绳的同时，把慢跑加进来，每跳一次，膝关节都向前抬一点。这是一个更快一点的速度，有了强度的增加。
12–13	7.5	进入跳跃技巧，在这个动作中，绳子一边转，双脚上上下下地交替（把身体重量从一只脚换到另一只脚）。这个间歇的强度应该比前面的间歇略低。
14–16	8.5	过渡到用高抬腿中速跑，来增加强度。一定要把膝关节带向胸部，而不是让胸部靠向膝关节。
17–18	8	交叉步：在跳绳中，处在半空的时候，小腿略做交叉，双腿交叉落地。
19–20	4–6	放松：把绳子放到地上，原地踏步。

浅水跑步

这个高强度但却让人耳目一新的锻炼会给你留下兴奋的感觉。为了能获得最好的效果，水应该达到大约齐肩深。你会很惊奇地发现，在你穿过水而移动的时候，身体必须要付出多么艰苦的努力。保持精神集中，深呼吸，开始进行这项 20 分钟的快速常规锻炼。不要忘了穿上第 5 章里讲过的运动水鞋，因为你的脚在每个动作形式中都要接触泳池的池底。

分钟	RPE	说明
1–5	3–5	热身：走过泳池，再走回来，同时双臂前后用力摆动。然后改变手臂的模式，从一侧向另一侧横向摆动。在第 3 分钟的时候，加快走路的速度或者开始慢跑，来增加强度。
6–9	7–8	加快跑步的速度。原地 1 分钟；然后通过向前走、再向后走来增加方向锻炼。手臂穿过水用力摆动。确定用脚后跟先落地，而不是用脚趾先落地。
10–13	8–8.5	从一条腿到另一条腿跳起，膝关节尽可能抬高，但仍然保持身体在一条直线上，不要打折扣。1 分钟后，尽量加大步幅或者加快抬起膝关节的速度。
14–18	8	在原地尽可能地快跑 1 分钟；然后把速度减慢到正常跑步，再次向前和向后跑。重复 1 次。
19–20	3–4	放松：走过泳池，再走回来，同时手臂在水下和身前摆动。

跑步——速度练习

今天早晨进行这项锻炼非常理想，因为你的身体得到了休息，正处在它最高的能量水平。冲刺间歇和恢复间歇让你可以在更高的强度上训练更长的时间段，而与此同时，帮助你增强速度和力量。对于一个很好的速度训练，恢复是基本的；通过明智地休息，你可以提高身体的摄氧能力，转而大大地改善耐力。过于经常地进行速度训练能够导致过度训练综合征。只有当你在心血管的耐力方面达到了很好的基础水平，你才可以尝试速度练习。

分钟	RPE	说明
1–5	5	热身：不费力地轻轻慢跑。你的呼吸应该比较轻松；这时，你身体处于热身。把精神集中在脚的触地和身体的一条直线上。
6–9	7	这时增加步子的频率。你的呼吸应该变得更加明显了。由于步速加快，手臂也加快了摆动。
10–11	6	回到不费力的慢跑或者轻松的跑步——尽管不像你热身时那样轻松——作为你的主动恢复。
12:00–12:30	9	冲刺：尽可能快跑，同时保持良好的姿势和身体在一条直线上。测量在冲刺期间你完成的距离——你下次得努力超过它。
12:31–15	5	把强度降到走路或慢跑。这是你的恢复间歇。感觉你的呼吸反应。
16–20	6.5–7.5	再次开始跑，回到你原先的跑步速度。注意，虽然你是用相同的速度跑步的，但是你的自感用力度会更大，在 7.5 左右，这是由于上一个间歇的不完全恢复造成的。当你的身体根据这个主动恢复阶段进行调整的时候，继续慢跑。让你的 RPE 降到 6.5。
20:01–20:30	9.5	又一个冲刺间歇。你的目标是完成比前一个冲刺更长的距离。
20:31–21	7 或更低	完全恢复到走路。这是又一个不完全恢复——比上一个还要短。
22–22:30	9	最后的冲刺。你的目标是比前一个冲刺完成更长的距离。
22:31–23:30	6.5 或更低	减慢速度走。这个恢复比前一个更短。
23:31–26	7.0	回到不费力的慢跑，和第一个间歇的程度相似。这是你的主动恢复。保持良好的姿势，深呼吸。
27–30	4–6	放松：降到走路作为放松。保持向前行进，感觉你的心率降低，恢复过来了。感觉呼吸速度回到了正常状态。

竞赛骑车——陡坡爬行

今天早晨又在公路上锻炼了！速度练习是你的目标。你要和自己比赛，努力在每个间歇里完成尽可能长的距离。在进展到下一个间歇之前，都跟着一个主动恢复。找一条相当平坦的路，有轻微的斜面或坡度不会妨碍锻炼；而只是会让锻炼在那些路段更多一点挑战性。在这里，大脑—身体—呼吸的结合对于努力完成每个阶段训练都至关重要。精神集中，让自己努力胜出，深呼吸，保持速度，因为你保证要实现自己的目标。让车轮飞转的时刻到了！

分钟	RPE	说明
1–5	5	热身：用容易保持的速度开始骑。集中在顺畅的蹬踏动作上，并让躯干保持高效和直立的姿势。
6–11	7–8	开始加快蹬踏动作。如果必要的话，可以增加阻力或变速，以免从车座上弹起来。在第 8 分钟时，把蹬踏动作加到更快的速度，迫使自己完成更长的距离。
12–13	9	在下 1 分钟冲刺，不要一直冲到自己完全喘不上来气并耗尽氧气，而是冲到你觉得说出一句完整的话都很难就可以了。
14–15	7	减慢速度来恢复，保持可以控制的速度，但仍然感觉好像是在用力地骑。你的呼吸应该是明显的，但是仍然应该能够轻松地骑行。
16–17	8	加快速度，不是要达到冲刺的那个程度，而是直到你感觉自己的心率加快了，肌肉也有所反应了。这时，你应该感觉得到自己的呼吸。这是你在为下 1 分钟的冲刺所做的准备。
18–19:30	9	把速度加快到冲刺速度；全力一冲！努力完成尽可能长的距离。
19:31–21	7	降低速度来恢复。把速度降到可以控制的程度，让呼吸缓和下来。
22–23	8	增加一点速度，在精神上为下一个，也是最后一个冲刺做好准备。这又是你的准备阶段。
24–25:30	9	冲刺，全力以赴地冲刺！这一段只有 90 秒钟——保持有力的控制。你要精力充沛地去实现目标。
25:31–27	7	主动恢复：降低强度，减慢速度来恢复，让你的呼吸缓和下来。检查身体是否在一条直线上。
28–30	4–6	放松：继续降低速度，直到和热身的速度相当。继续蹬踏，直到你的呼吸速度回到正常。

跑步机

这项锻炼将真正把你的大脑—身体—呼吸相结合付诸实践，因为几乎每分钟你都在监测自己的强度。通过把速度和坡度的变化加进锻炼里，会增强心血管的反应。这项锻炼被设计为要么是走路、要么是跑步的练习。不论你今天早晨决定做哪一个，都让呼吸提醒自己，你在锻炼中的状态，努力地鞭策自己。保持直立的姿势，并让你的姿势和身体的倾斜度适应坡度的变化。坡度越高，你的身体越应该从踝关节向前倾。为了增加速度，要增加你的步子频率，而不是加大步幅。

分钟	RPE / 坡度	说明
1–2	2–3/0	热身：用舒服的速度开始走，用这个速度，你可以不费力地呼吸，轻松到足以进行随意的谈话。
3–4	3–5/0	开始健身走或健身跑。你应该仍然处在轻松的速度上；不过，随着你从轻松的热身速度进展到锻炼速度，你的强度应该是增加了。
5–8	5–8/0.5–2	保持相同的速度，但是把坡度增加到 0.5%。在后面每个连续的 1 分钟里，都把坡度增加 0.5%。到第 8 分钟结束的时候，你应该接近感觉轻微不舒服的那个点。你的呼吸应该是沉重的。保持姿势，从脚后跟一直到前脚掌卷动着走，然后离地。避免让脚在跑步机上拍击；落地要缓和。
9	5–8/0	把坡度降到 0。你应该感觉到了有挑战性，但还是舒服的。这不是休闲走或休闲跑，只是一个在上次间歇之后得到一点恢复的机会。
10	6–7/0	每 20 秒钟（三次）把速度增加 0.1 英里/小时（0.16 公里/小时），或者直到你感觉轻微的不舒服。你的呼吸应该是明显的，但不应该是气喘吁吁。
11	7–8/0.5	把坡度增加到 0.5%，把相同的速度保持 60 秒钟。
12	6/0	降低坡度，回到基本的慢跑或者健身走，作为主动恢复。你应该感觉到了有挑战性，但是又足够舒服到能保持速度。
13	7–8/0	每 15 秒钟把速度增加 0.1 英里/小时（0.16 公里/小时）。这是具有挑战性的，应该感觉不舒服了。这时，你的呼吸应该是沉重的。
14	8/0.5	增加坡度，并把速度增加 0.5 英里/小时（0.8 公里/小时），保持 60 秒钟。
15	6–7/0	降低坡度，回到基本的慢跑或者健身走，作为主动恢复。你应该感觉到了有挑战性，但是又足以舒服到能够保持速度。

（续表）

分钟	RPE / 坡度	说明
16	8/0	每 10 秒钟（六次）把速度增加 0.1 英里/小时（0.16 公里/小时）。这时，你正在受到挑战，应该感觉不舒服了。你的呼吸和腿都应该有点沉重感。
17	8.5/0.5	把坡度增加 0.5%，把速度增加 0.5 英里/小时（0.8 公里/小时），并保持 60 秒钟。这时你应该气喘吁吁了！
18–21	6–7/0	主动恢复：降低坡度，并把速度降到容易跑或健身走的水平。在精神上为下一次努力的间歇做好准备。
22	6–7/0.5	保持和前一个间歇相同的速度，但是把坡度增加 0.5%。这时应该为锻炼做出努力了，但是你应该仍然处在一个舒服的速度上。
23	7.5–8/1	保持速度，不过要把坡度从 0.5%增加到 1%。你应该感觉到有一点变化，但仍然觉得你能够保持舒服的速度。
24	8/2	随着你把坡度再增加 1%，仍保持步速。这是具有挑战性的，你应该感觉得到呼吸加重。
25	8/2.5	把坡度再增加 0.5%，达到 2.5%。尽量保持步速。这会感觉不太舒服。让你的呼吸和身体都来适应这个坡度，因为你在后面几分钟里要坚持。
26	7.5/2	保持坡度，或者降到 2%，然后把速度增加 0.5 英里/小时（0.8 公里/小时）。这样应该变得不舒服了，但是你能做到。
27	8–8.5/2	保持坡度，并把速度增加 0.5 英里/小时（0.8 公里/小时）。这是最后 1 分钟！
28–30	5–7/0	放松：降低坡度，并把步速降到能够轻松跑步或走路的水平。进行恢复，并感觉你的呼吸做出了有利的反应，腿部也轻松起来了。继续走，直到你的呼吸频率完全降到正常。做得好！

跑步机——陡坡

今天早晨的目标是通过加强腿部力量和耐力的锻炼完成大约2英里（3.2公里）。这个斜坡会逐渐变得越来越陡，所以，你需要使用大脑—身体—呼吸的结合来渡过爬坡的艰难部分。记住，随着坡度变得更陡，身体要从踝关节向前倾，并继续从脚后跟一直到前脚掌再到脚趾卷动着走。保持手臂贴近体侧摆动，决不要让手臂越过身体的中线。这是一次会产生效果的艰难锻炼！

分钟	RPE / 坡度	说明
1–5	5/0	热身：用正常的步速走。集中精神让身体保持一条直线：腹肌收缩，保持沉肩，正视前方，深呼吸。在第3分钟的时候，为了增加强度，通过增加步子的频率来加快步速。
6–10	7/1	在这个新的坡度上保持步速。在第8分钟，加快步速。这时，你需要调整身体前倾一些，要从踝关节向前倾。
11–15	8/2–2.5	把坡度增加到2%。在这个新的坡度上保持步速。在第13分钟，把坡度升到2.5%。另外，尽量保持步速。继续在体侧摆臂，以保持步幅的节奏。
16–20	8.5/2.5–3	保持在前一个间歇里你设定的速度。在第19分钟，把坡度提高到3%。这时，你会非常吃力地呼吸，但仍然要保持有力而坚定。
21–24	9/3–3.5	把坡度增加到3.5%，尽可能地快走，同时仍保持良好的姿势和身体的一条直线。这是锻炼的最高点了！从这儿开始，坡度就会下降了。在第23分钟，把斜坡降到3%。
25–27	7–8.5/1–3	保持步速。在第1分钟保持3%的坡度；然后在第26分钟，把坡度降到2%；在第27分钟，降到1%。在你最后的上坡挑战中，加快一点速度，来保持你的强度。这时，随着你的身体变得更加垂直，前倾也减缓了。
28–30	4–6/0	放松：用休闲的速度走，直到呼吸回到正常。

动感单车

这项锻炼可以增强你腿部的力量和耐力，而同时可以让你保持或增强心血管的耐力。这项锻炼计划由应用在骑车训练中的各种练习组成，这些练习都经过了更改，来适应动感单车上的锻炼。这些练习包括了动感单车上阻力选择的使用与各种姿势和蹬踏变化的结合。在骑上动感单车之前，一定要先调好车座。

分钟	RPE	说明
1–5	3	热身：用相当轻松的速度蹬踏。集中精神保持顺畅的蹬踏动作和正确的姿势。
6–8	7	单独的腿部训练：增加阻力，直到你感觉脚后跟向下降了一点。集中在只用一只脚蹬踏。保持双脚都在脚蹬上，但是要让全部努力都集中来自一条腿；另一条腿只是在那里骑。把这个状态坚持 1 分钟，保持顺畅的蹬踏动作；然后换腿重复 1 分钟。在最后 1 分钟，恢复正常的蹬踏，每一下动作都使用相同的推进力。
9–12	7–8	“加快骑”训练：增加阻力，感觉你的脚后跟又向下降了一点。在这个训练中始终保持这一阻力。在每分钟的间歇中，都把你的蹬踏速度加快 5%~10%。在第 12 分钟时，把蹬踏速度开始减慢到这个间歇刚开始的时候，进行恢复。
13–16	8.5	加速度训练：增加阻力，直到你感觉腘绳肌开始起作用（如果你感觉大部分作用都来自四头肌，就从车座上向后滑一点）。习惯于一个能让你保持整个训练的舒服的蹬踏动作。每分钟把阻力增加 5%~10%；不过，要保持相同的蹬踏速度。这很费劲，因为阻力迫使你想把蹬踏动作减慢下来。在第 15 分钟的时候，把阻力降到这个训练间歇刚开始的时候，让腿在较低的强度上有一点恢复的时间。
17–19	8.5	速度训练：选择一个阻力，这个阻力能让你动作随意和前后一致地蹬踏，而不会从车座上弹起来。加快蹬踏的速度，达到呼吸和腿都感觉沉重，但还没有达到气喘吁吁的那个点。到了你感觉自己要从车座上弹起来的时候，再增加阻力来控制蹬踏动作。这时，你的呼吸应该很难受了。
20–24	7	主动恢复：降低蹬踏的速度，让你把这口气喘上来。你应该感觉在踏板上仍然有些阻力。
25–28	8–8.5	增加阻力，直到你感觉腘绳肌更用力了。你可能需要在车座上调整一下姿势，来适应这个新的超负荷。保持顺畅和稳定的蹬踏动作，保持躯干直立。
29–30	4–6	放松：把强度降到热身时的水平，在低强度上继续骑，让你的呼吸进行调整，让腿轻松下来。做得好！

椭圆机

这项锻炼包括了各项阻力变化，把你推向极限。随着阻力增加，要克服自己把身体靠在扶手上的冲动；反之，要保持良好的姿势。你还需要减慢蹬踏的速度。如果这样的话，要保持脚踏板在整个间歇里前后一致地转动，并保持把全部脚掌在整个转动期间都放在脚踏板上。记住，椭圆机提供的是无冲击的锻炼，所以，在你加快速度的时候，要克服弹起来或者跳起来的冲动。增加一点阻力可以帮助把冲击程度保持前后一致。

分钟	RPE	说明
1–4	5	热身：用相当容易控制的速度开始蹬踏，你用这个速度可以把呼吸保持在正常水平。
5–8	7.5	增加阻力，直到你感觉出呼吸的变化；保持相同的蹬踏速度。向上；不要弹起来。
9–12	8.5	增加阻力，直到你感觉出四头肌不得不更加用力地推动，呼吸也变得明显了。这时，你可能得让蹬踏的动作慢下来，但只是减慢到让脚踏板顺畅转动就可以了，同时要保持你的姿势，保持身体在一条直线上。
13–15	8–8.5	降低阻力，这样你可以加快一点速度。随着你继续蹬踏，双手脱离扶手，向上站。你可能得往后向脚后跟上坐一点，来适应这个变化。
16–18	9	增加阻力，挑战你的双腿。双手再回到扶手上去，当腿变慢一点来适应增加的阻力时，感觉腿部的变化。你的呼吸应该是十分沉重的。身体向前倾，不要让脚踏板拖底（感觉踏板碰到底了，在把它拉回来之前有一个停顿）。
19–20	8	换到反向模式。考虑到要保持顺畅的蹬踏动作，把阻力降低一些，但是要增加蹬踏的速度。保持整个脚都在脚踏板上。继续使用扶手，或者双手脱离扶手蹬踏也可以。
21–23	8–8.5	仍然在反向模式上，增加踏板转动的速度。在你迫使双腿反向保持这个动作的时候，你如果向脚后跟上坐一些，可能会觉得容易一点。这时，要保持整个脚都在脚踏板上，并依然保持垂直的姿势。
24–27	8	换回正向模式，用一个能让你保持舒服的蹬踏转动的动作继续蹬踏。这仍然是有挑战性的；随时检查一下自己，保持身体在一条直线上。在第 25 分钟之后，加快速度。
28–30	6	放松：继续蹬踏，同时逐渐减轻阻力。把它降到和热身时相当的程度。随着你的呼吸回到正常，只花很小的力气轻松地蹬踏。

爬台阶机

今天早晨你觉得有爬山的冲动吗？这项锻炼能让你模拟爬到高山的顶峰，然后迅速下来，转过身来，努力再上一次。随着强度增加，你会觉得有要靠在扶手上的冲动。整个锻炼过程中要向上站并保持垂直来维持你的姿势。一定要让自己把动作幅度做完整，而不要迈出快速和颠簸的蹬踏动作来，那样的话，就没有完成整个的蹬踏过程。你的膝关节在每一步应该完全伸展开。做几次深呼吸（这时你需要深呼吸！)，开始爬山吧！

分钟	RPE	说明
1–5	5	热身：相当轻松而且有节奏地开始爬。你的呼吸应该相当正常。把膝关节带向胸部，而不是把胸部带向膝关节。
6–12	7–9	把阻力增加到具有挑战性的程度，同时保持速度。每分钟增加一点强度。用完整的动作幅度来保持稳定而有力。到这个间歇结束时，你的自感用力度应该是非常高的；你应该气喘吁吁了，在非常艰难地用力。下一个间歇不会感觉这么难，因为你要调整强度水平了。
13–16	6–7	你现在正模拟下坡。降低强度，感觉你的呼吸和腿的反应。在第 15 分钟的时候，增加蹬踏的速度，但仍保持同样较轻的阻力。按照这个速度，你应该能够舒服地呼吸。
17–23	8–8.5	这是你的第二个坡。增加强度向上爬。你可能没有达到像上个间歇那样气喘吁吁的程度，因为你的身体曾有过机会进行调整，但这仍是艰苦的努力。每分钟增加一次强度。
24–27	6–7	又下台阶（或者下山）了。降低强度水平。在第 26 分钟的时候，再次加快速度，继续挑战。你仍在努力之中。
28–30	4–6	放松：把强度降低到和热身相当的程度。感觉你的呼吸回到了正常。仍保持向上站的姿势。

划船器

随着你通过加快动作的速度而设法完成各种强度的间歇，划船的锻炼旨在把你向前推进一步。划船可以活动你身体的每一块肌肉，并留给你兴奋的感觉。最好的地方就在于，它是一项能提高上半身和下半身协调性的无冲击性活动。今天早晨，你将用 10 分钟的交替速度间歇、再接着 5 分钟的主动恢复间歇进行练习。这项完整、剧烈而又有挑战性的锻炼，是为你将来更长时间的划船锻炼做准备的。以 26 ~ 28SPM 为目标。关于更多的划船技巧，请参见第 5 章。

分钟	RPE	说明
1–5	5	热身：非常轻松地划 5 分钟，找到划船技巧的一种感觉。以 24~28SPM 的动作速度为目标。这应该是很容易的划船动作，然后逐渐增加强度，让身体热起来，强化你身体姿势的直线和技巧的运用。
6–15	7.5–8.5	按照一个适中而又有挑战性的速度继续划，速度在 26~28SPM 之间，把你的全身都使用上。开始交替地进行 40 秒钟比较费力地划和 20 秒钟比较轻松地划。
16–20	7.5–8	按照一个适中而具有挑战性的速度继续划。这是你增强耐力的主动恢复阶段。
21–25	8–8.5	进行另一个间歇：40 秒钟比较费力地划和 20 秒钟比较轻松地划。
26–28	7.5–8	按照一个适中而具有挑战性的速度继续划。在最后 1 分钟里，用更大的强度来划，把你所有能用的力气都用上。
29–30	4–6	放松：把划船的强度降到跟热身相当的轻松水平。继续划，直到你感觉自己的心率和呼吸都回到了正常。

跳　绳

这项 30 分钟的跳绳锻炼是那个 20 分钟锻炼的扩展版。20 分钟的跳绳是一项剧烈的活动，那么，把它延长到 30、45 或者 60 分钟需要大量的耐力训练。但是，只要通过练习和坚持，就肯定能够完成。所以，抓起你的有氧运动鞋和跳绳，清出一块空地，准备开始吧！

分钟	RPE	说明
1-3	5	热身：原地踏步，同时用一只手把跳绳摇成圆圈。让腹肌参与进来，身体向上站直。
4-6	7	使用跳绳，右脚和左脚交替地轻跳。
7-9	8-8.5	做双脚跳：双脚略微跳离地面，接着一起落地。这个动作做 1 分钟。然后，在第 2 分钟加快跳绳的速度，尽量跳得更快。记住落地时膝关节微屈。
10-11	8-8.5	在跳绳的同时，把慢跑加进来，每一跳的时候，膝关节都向前抬一点。有了增加的强度，这是个更快一点的速度。
12-13	7.5	进入跳跃技巧，在这个动作中，绳子一边转，双脚一边上上下下地交替（把身体重量从一只脚换到另一只脚上）。这个间歇的强度应该比上面的间歇略低。
14-16	8.5	随着你继续跳绳，过渡到用高抬腿中速跑，来增加强度。一定要把膝关节带向胸部，而不是让胸部靠向膝关节。
17-18	8	交叉步：在跳绳中，处在半空的时候，小腿略做交叉，双脚交叉落地。
19-21	7	过渡回到跳跃技巧，把身体重量从一只脚换到另一只脚上。这是你的休息间歇。
22-25	8-8.5	做侧步跳：在你从一侧跳到另一侧的时候，从左脚到右脚交替绳子落下的地方。每过 30 秒钟，把双脚从一侧跳到另一侧，换为用一只脚到另一只脚从一侧跳到另一侧。当你正在熟悉绳子在哪里落地的时候，要小心使用。你需要先不用绳子来练习这个步法。
26-28	7.5	进入到双脚跳。
29-30	4-6	放松：第 1 分钟，进行换脚跳；然后把绳子放下，不用绳子继续换脚跳，假装绳子还在你手里。让呼吸回到正常，让自己踏起步来。

浅水跑步

今天早晨的浅水跑步锻炼将带你完成 30 分钟的强度挑战及各种动作。由于你要做模仿跑步的动作，你的身体在全部时间里都是竖直的。这项锻炼可以增强肌肉的紧张状态并改进核心力量。为了获得最好的效果，水应该达到大约齐胸深至齐肩深的高度。通过这种方式，你可以让手臂在大部分时间都保持在水里，并很好地利用水对手臂所形成的阻力。别忘了穿上合适的运动水鞋，因为你的脚在每个动作模式里都要接触泳池的池底。有关于正确选择水鞋的建议，请参见第 5 章。

分钟	RPE	说明
1–5	3–5	热身：走过泳池，再走回来，同时双臂前后摆动。通过把手臂从一侧向另一侧横向摆动，改变手臂的动作模式。在第 3 分钟时，加快走路的步速或开始慢跑来增加强度。
6–9	7–8	加快跑步的速度。原地跑 1 分钟；然后向前和向后跑。手臂穿过水摆动，从肩关节处产生摆动的动作。一定要先用脚后跟、而不是先用脚趾落地。
10–13	8–8.5	原地进行从一条腿到另一条腿跳，膝关节尽可能抬高，同时保持身体为一条直线。1 分钟之后，尽量加快膝关节抬起的速度。
14–17	8	原地交替进行越野滑雪的动作（腿部弯曲，手臂按照与腿相反的方向运动）和半分腿跳的动作（只是腿向内向外做动作，手臂是向体侧展开的）。
18–21	8	原地尽可能快地跑 1 分钟；然后把速度减慢到正常跑步的水平，下 1 分钟向前和往回跑。重复。
22–25	7.5	原地从一条腿到另一条腿跳，膝关节尽可能抬高，同时保持身体在一条直线。在第23 分钟的时候，用你对侧的手去摸你对侧的踝关节。一定是把踝关节带向你的手，而不是弯曲躯干让手去够踝关节。
26–27	8	原地跑。在第 27 分钟，向前和向后跑。在你穿过水前后摆臂的时候，保持手臂贴近体侧和肘关节弯曲。
28–30	3–4	放松：走过泳池，再走回来，手臂在水面下和身体前摆动。你的呼吸应该回到正常了。

深水跑步

通过深水跑步，除了可以提高心血管的反应，在做着推和拉的划水动作从水中穿过的时候，你还可以增强四肢的力量。再有，你的核心稳定肌群得到了极大的锻炼，因为它们必须起到作用来维持你在水中的平衡。你需要一条漂浮带，这可以在体育用品商店或游泳专业商店买到，或者在网上订购到。在这项锻炼的整个过程中，要尽可能地保持躯干直立；在你从水中穿行而过时，你会感觉身体有一点向前倾以保持平衡。你会留下耳目一新、精力充沛和强壮有力的感觉。跳进水里去吧！

分钟	RPE	说明
1–5	3–5	热身：用逐渐加快而有节奏的越野滑雪动作开始，腿部弯曲，手臂按照与腿相反的方向运动，穿过水进行推拉。在第 3 分钟的时候，腿部伸直，更多地推拉手臂。保持躯干挺直。
6–10	6–7	轻松地慢跑或跑步。把腿完全压进水里，脚后跟朝着臀部方向向上抬起。手臂在肘关节弯曲并在体侧摆动。你的呼吸在加快，但你应该还能舒服地保持这个速度。
11–13	7–8	把膝关节带向胸部，然后把膝关节垂直下压入水里。把这些抱膝式动作和越野滑雪动作交替进行，来平衡你的强度。保持收腹。
14–16	8–8.5	高抬腿慢跑，手臂在胸部高度以划圆的形式前后摆动，掌心向下（向外扫水）。把精神集中于保持躯干挺直（你的身体会自然地更向前倾一些）。
17–19	8	尽可能快地慢跑，加快步速。手臂在肘关节处弯曲，在体侧进行快速的摆动动作，作为腿部动作的补充。这时，你的呼吸应该变得明显了。
20–24	8–8.5	倒着慢跑或者倒着跑步。这是一个挑战！掌心向前，用和腿反向的动作向前推水。
25–27	8.5–7	做越野滑雪动作，手臂从一侧向另一侧越过身体横向运动，让斜肌更多地参与到动作中来。
28–30	3–5	放松：慢跑，逐渐降低强度，感觉你的心率和呼吸都回到了正常。

跑步——速度练习

比起 30 分钟跑步/速度练习的那个锻炼计划，这项锻炼给了你更长的恢复时间。对于一个很好的速度训练，恢复是基本的；通过明智地休息，你可以提高身体的摄氧能力，继而大大地改善耐力。想要在速度方面取得进步，恢复是至关重要的。速度训练每周最多只应该进行一次或两次。只有当你在心血管耐力方面达到了很好的基础水平，你才可以尝试速度练习。

分钟	RPE	说明
1–8	5	热身：开始轻松地慢跑。确定好一个你要坚持下来的舒服和不费力的速度。身体保持直线。
9–12	7	通过增加步子的频率来加快速度。你的手臂应该贴近体侧，肘关节略微弯曲。这比正常的慢跑应该快一点。
13–16	6	这时，降低一点强度和速度。把速度调整到轻松和舒服的慢跑，但不要像热身那么轻松。这是你要作为主动恢复还要回到的速度。
17:00–17:45	9	冲刺：尽可能做到努力地快跑，仍保持有氧。注意你在这一段里完成的距离，因为你要在下一个间歇里努力超越它。
17:46–20	5–6	主动恢复：走路，或者轻松地慢跑。通过把速度降下来一点，感觉你的呼吸正在做出积极的反应。但这不是放松的速度。
21–26	7.5	回到你原来的跑步速度。这是你的耐力圈。由于上一个冲刺，你在这一段里的 RPE会有点高。
27–30	6.5	主动恢复：回到轻松的慢跑。注意你此时的姿势。
31–31:45	9.5	冲刺：尽可能地快跑，努力超过你在前一个冲刺里完成的距离。你这时应该相当气喘吁吁了。全力冲刺！
31:46–33:14	6–7	降速走。这是一个不完全恢复。此时，进行深呼吸，为下一个冲刺集中精神。
33:15–34:00	9	冲刺：再冲一次，你的目标是完成比前一个冲刺更长的距离。
34:01–35	6–7	降速走。进行深呼吸。这是比前一个更短的恢复间歇。
35:01–35:45	9+	最后的冲刺：不要担心距离；只是尽量保持和前一个冲刺时一样的速度就可以了。
35:46–40	7	轻松慢跑：这是主动恢复。降低到较慢而稳定的速度，感觉你的呼吸反应和你的身体都放松了一些。
41–45	4–6	放松：让你自己进入轻松的快步走。把你的呼吸速度降回到正常状态。你可能需要再花上 5 分钟才能放松下来。

竞赛骑车

我们今天早晨又在公路上锻炼了！速度练习是你的目标。你要和自己进行比赛，努力在每个间歇里完成尽可能长的距离。你要做三个冲刺来完成这项锻炼。每个冲刺后面都接着一个主动恢复。找一条相当平坦的路。有轻微的斜面或坡度不会妨碍锻炼；而只会让锻炼在那些路段更多一点挑战性。在这里，大脑—身体—呼吸的结合对于努力完成每个间歇至关重要。集中精神，使你自己努力胜出，深呼吸，保持速度，因为你对自己的目标有着承诺。让车轮飞转的时刻到了！

分钟	RPE	说明
1-5	5	热身：用容易保持的速度开始骑。集中在顺畅的蹬踏动作和正确的姿势上。
6-11	7-8	加快蹬踏动作。如果必要的话，可以增加阻力或者变速，以免从车座上弹起来。在第8 分钟时，把蹬踏动作再加快一些，来完成更长的距离。
12-13	9	在下 1 分钟冲刺。这不是全力冲刺；只是尽量快骑，好像你正在试图超过前面的人似的。你不应该完全喘不过来气并耗尽氧气，但是应该觉得连说出一句完整的话都很困难了。定好速度，坚持下来。
14-16	7	这是一次主动的不完全恢复。减慢速度，从那个间歇中进行恢复，保持可以控制的速度，但仍然感觉好像是在用力地骑。你的呼吸应该是明显的，但应该仍能轻松地骑行。
17	8	加快速度，不是加到冲刺的程度，而是直到你感觉自己的心率加快了，肌肉也有所反应了。这时，你应该感觉得到自己的呼吸。
18-19:30	9	冲刺，全力冲刺！努力完成尽可能长的距离。保持良好的姿势！
19:31-22	7	把速度降到能让呼吸缓和下来的程度进行恢复。
23	8	加快一点速度，在精神上为下一个冲刺做好准备。
24-25:30	9	冲刺，全力冲刺！让你的精神和身体带你实现目标。
25:31-29	7	主动恢复：把速度降到能让呼吸缓和下来的程度。感觉到你的呼吸速度和你的双腿对强度的减缓都有所反应。检查身体是否在一条直线上。
30-31:30	9	冲刺！这是你最后的冲刺，所以——全力以赴。想象有一条终点线伸手可及，想象你必须超过一个人才能获胜。把你自己推向极限的边缘。
31:31-35	7	主动恢复：把速度降到不费力的蹬踏。喘口气，感觉到自己的腿放松下来了。

（续表）

分钟	RPE	说明
36–41	8	耐力骑行：增加足够的阻力，让你感觉需要把蹬踏的动作减慢一些。保持在这个阻力水平上，找到你感觉舒服的范围，继续蹬踏。在第 39 分钟，加快速度，保持相同的阻力。让身体保持直线。
42–45	4–6	放松：继续减慢速度，直到和热身的强度相当。继续蹬踏，直到你的呼吸速度回到正常。

跑步机

这项锻炼将真正地把你大脑—身体—呼吸的结合付诸测试，因为几乎每分钟你都需要监测自己的强度。通过把速度变化和坡度变化的间歇包括到锻炼里，你会促使自己增加心血管的反应。这项锻炼被设计为要么是走路、要么是跑步的练习。让呼吸提醒你，你在锻炼中的进展如何，你有多努力地鞭策自己。在姿势上保持直立，并让你的姿势和身体的倾斜度适应坡度的变化。坡度越高，你的身体越应该从踝关节向前倾。在加快速度的时候，要增加你步子的频率，而不是加大步幅。

分钟	RPE / 坡度	说明
1–5	2–5/0–0.5	热身：走得轻快而不费力，确立好你的姿势和技巧。在第 3 分钟的时候，把速度加快到健身走。逐渐增加速度和强度，直到你感觉需要突然慢跑起来或者跑起来。这仍是热身，所以你要用舒服能保持下来的速度跑。在第 5 分钟，把坡度增加到 0.5%。
6–9	5–8/ 1.5–3.0	把坡度增加 1%。保持速度。在接下来的每分钟里，把坡度都增加 0.5%，但是仍然保持速度。在坡度增加到 2%的时候，你应该开始感觉受到了挑战，有一点不舒服了。你的呼吸应该相当明显。
10	6/0.5	在这个间歇开始你的速度练习。降低坡度，重新设定你的基本跑步速度或者健身走速度，整个 1 分钟都保持下来。这是一个短时间的主动恢复。
11	7.5/0.5	在每 20 秒钟的间歇（3 次）中，把速度增加 0.1 英里/小时（0.16 公里/小时）。这会感觉有挑战性，你的呼吸也会有相应的反应。保持良好的姿势。
12	8/0.5	此时，把速度增加 0.5 英里/小时（0.8 公里/小时），保持整 1 分钟。你现在应该是气喘吁吁的了。
13	6/0.5	回到基本的跑步或者健身走，作为快速主动恢复。重新检查你的姿势。

（续表）

分钟	RPE / 坡度	说明
14	7-8/0.5	在每 15 秒钟的间歇（4 次）中，把速度提高 0.1 英里/小时（0.16 公里/小时）。
15	8-9/0.5	增加坡度，并把速度提高 0.5 英里/小时（0.8 公里/小时），在整个 1 分钟里保持这个速度。你应该是气喘吁吁的了。这非常有挑战性，但是要坚持下来。
16	6/0.5	主动恢复：回到正常的跑步或健身走的速度。这时，要深呼吸，检查身体是否在一条直线上。
17	8/0.5	在每 10 秒钟的间歇（6 次）中，把速度提高 0.1 英里/小时（0.16 公里/小时）。随着你达到第 5 次和第 6 次的速度变化，那将是非常具有挑战性的。
18	9/0.5	再把速度加快 1 分钟，找准你的步速，把这个速度在这段间歇里保持 60 秒钟。此时，你应该是气喘吁吁的，在进行非常艰苦的努力。你已经达到最高点了。
19-22	6-8/0	这是你的主动恢复。把坡度降到 0，把你上一个间歇里的强度降低到正常的慢跑或者健身走，在这个强度上，你仍在努力地接受挑战，不过还能保持舒服的速度。到第 20 分钟，在仍能感觉舒服的同时，再增加一点强度。
23	6-7/1	这时开始爬坡慢跑。“卖力”的时间又到了！增加你的坡度，但是要保持速度。
24-26	7.5-8/2-3.5	增加你的坡度，但是要保持速度。你在这个间歇变化之前设定的速度一直坚持下来。在第 25 分钟，把坡度增加到 3%，保持速度。在第 26 分钟，把坡度增加到 3.5%，仍坚持同样的速度。这是富有挑战性的——保持精神集中！
27-29	8-9/3.5	这里开始爬坡冲刺。把速度增加 0.5 英里/小时（0.8 公里/小时）。在第 28 分钟，把速度增加 0.5 英里/小时或 1 英里/小时（1.6 公里/小时）。在第 29 分钟，再次把速度增加 0.5英里/小时或 1 英里/小时。
30-30:30	9/3.5	冲刺！你应该是气喘吁吁的——这是你的尖峰时刻！
30:31-40	6-8/0	对于这个间歇，你要进行铺垫——就是说，提高正常跑步的速度，以便最终达到那个点：在延长的时间段里能舒服地跑步。把坡度降到 0，回到正常的基本跑步。尽管你仍在努力，还是要喘口气。在第 33 分钟，把速度提高 0.5 英里/小时（0.8 公里/小时）。在第 34 分钟，还把速度提高 0.5 英里/小时。到第 36 分钟时，再次把速度提高 0.5 英里/小时。到第 38 分钟，把速度减慢 1 英里/小时（1.6 公里/小时）。这仍然有挑战性，但却是舒服和可以控制的。
41-42	6-7/0	这个间歇开始你的主动恢复。把速度降低 1 英里/小时（1.6 公里/小时）。仍然得努力，但你应该感觉强度降下来了。
43-45	4-6/0	放松：把速度降到热身时的速度。在第 44 分钟，随着你的呼吸速度回到正常状态，就恢复到正常的走路。

跑步机——陡坡

今天早晨的目标是通过模拟爬陡坡把你的走路锻炼推向极限的边缘。这一次，我们希望通过一个能继续增强腿部力量和耐力的锻炼来完成将近 3 英里（4.8 公里）的距离。记住，随着坡度变得更陡，身体要从踝关节向前倾，并继续从脚后跟一直到前脚掌再到脚趾卷动着走。保持手臂贴近体侧摆动，决不要让手臂越过身体的中线。这是一次艰难的锻炼；你练得会很吃力，但你在精神上和体力上已经准备好了，准备出发吧。

分钟	RPE / 坡度	说明
1–7	5/0	热身：用正常的步速开始走路。在头脑中坚定对完成这项锻炼的决心，想象着你面前的锻炼。一定要有正确的姿势，并保持身体在一条直线上。在第 3 分钟时，用脚后跟走（这时，你的身体从踝关节更向前倾一些），接着在第 4 分钟时，用前脚掌走。在第 5 分钟时，回到正常的走路动作，但这时要增加步子的频率来加快速度。
8–12	7/1	在这个新的坡度上保持步速。在第 10 分钟，加快步速。这时，你需要把身体向前倾一些。
13–16	8/2–2.5	在这个新的坡度上保持步速。在第 14 分钟，把坡度增加到 2.5%。另外，尽量保持步速。你这时的呼吸应该相当明显。
17–22	8.5/2.5–3	你正在保持速度。在第 21 分钟，把坡度提高到 3%。这时，你会非常吃力地呼吸，但仍然要保持有力和坚定。
23–24	9/3.5	把坡度增加到 3.5%，尽可能地快走，同时仍保持好的姿势，让身体在一条直线上。这就是极限的边缘！
25–30	8–8.5/2.5–3	保持步速，把坡度降到 3%。在第 28 分钟，把坡度降到 2.5%并加快步速。你这时应该觉得呼吸吃力。
31–35	7.5–8/2–3	降低坡度并保持速度。在第 34 分钟，把坡度降到 2%。保持步速。
36–39	8/1.5–2	加快速度；你的坡度还是相同的。在第 37 分钟，把坡度降到 1.5%。保持步速。你的呼吸应该慢下来了一点，但仍然在努力。
40–43	7/0.5–1.5	加快速度。在第 42 分钟，每 30 秒钟把坡度降低 0.5%，直到你在 0.5%的坡度上。你的呼吸和双腿都应该有了好转的反应。身体保持向上站直！
44–45	4–6/0	放松：把坡度降到 0，继续以休闲的速度走，直到呼吸回到正常。

跑步机——竞走

这项锻炼的目标是提高耐力和持久性。我们使用的是跑步机，但如果你知道在你们社区有一条带陡坡的道路，那也可以在户外进行这项锻炼。这项锻炼模拟的是以始终如一的步速、在 45 分钟的时间里走一条向上的山路。到了第 38 分钟的时候，你会转过身来，随着你放松开始向下坡走。想象这是一个空气清新、阳光灿烂的早晨，你正在凝视着一座大山。做一次深呼吸，投入锻炼时刻。准备开始吧。

分钟	RPE / 坡度	说明
1-5	5/0-0.5	热身：以轻松的速度开始走，使用你的竞走技巧。记住，加快了的走路速度要求你把脚放在一条直线上走，一只脚的内侧落在另一只脚内侧的前方。在第 3 分钟的时候，把坡度增加到 0.5%。
6-14	7-7.5/1	把坡度增加到 1%，逐渐加快步子继续竞走。
15-17	8-8.5/2	把坡度增加到 2%。你正在稳定地增加着爬升的坡度，所以，要加快步子的频率，而不是增加步幅。随着你加快步速，不要丢掉髋关节扭动的节奏，而且要避免用前脚掌拍击地面。
18-20	8.5-9/2-3.5	把坡度再增加到 2.5%。感觉身体需要更向前倾了，但是要保持垂直和挺立。如果必要的话，用更小的步子走，但要保持步速。在这个点上，你的呼吸应该非常明显了。
21-25	8.5/3	增加步子的频率，把速度加快大约 0.5 英里/小时（0.8 公里/小时）。要抗拒把这变成慢跑的一切诱惑。保持你的技巧。
26-30	9/3.5	再次增加坡度。这是爬坡中最陡的部分。保持你的技巧和姿势，并且记住要呼吸！
31-35	8.5/3.5	这是一个上升后的稳定阶段。保持你的步速，保持坡度，深呼吸，继续走。这就是你培养自己耐力的地方。
36-39	8-9/1.5-3.5	加快步速。挑战你自己，做到有力、专注和坚定。在第 38 分钟时，把坡度降到 3%；接着在 20 秒钟之后，降到 2.5%；再 20 秒钟之后，降到 2%；又 20 秒钟之后，降到 1.5%。去感觉你的呼吸反应，感觉腿部轻松些了。
40-45	5-7/0-1.5	放松：每分钟逐渐降低你的坡度，直到降为 0。随着坡度下降，把速度减慢到和热身相当的程度。在你的强度下降的时候，要避免变成跑步或慢跑，仍然保持在一条窄的直线上走。继续走，直到你的呼吸速度恢复到正常。做得好！

健身走和竞走

今天早晨的锻炼是健身走与竞走的完美结合，通过完成强度越来越高的间歇，让你可以提高耐力和持久性的程度。它是作为户外锻炼设计的，但如果天气不合作的话，也很容易改在跑步机上进行。在住处附近或者公园里找一条相当平坦的路，要带有斜坡。使用大脑—身体—呼吸的结合做好准备。当你在锻炼中向前走的时候，要注意你周围有吸引力的事物，营造出一种能让你保持一整天的积极向上的感觉。随着向越来越高的水平进步，你在完成时会有一份成就感。深呼吸，把精神集中在你的姿势上，特别是当你从一种走路模式转变成另一种走路模式的时候。关于每种走路姿势的技巧，请参阅第4章。

分钟	RPE	说明
1–5	3–4	热身：从正常的走路开始，姿势正确，并把身体保持在一条直线上。向上站，挺胸，收缩腹肌。
6–8	5	通过增加步子的频率开始健身走。这时，你的呼吸应该是明显的。
9–10	6	用脚后跟走，保持腿伸直，但不要过度伸展膝关节。这时身体会略微向前倾。
11–12	6	假装你正在走钢丝，把一只脚直接放在另一只脚的前面，保持和上个间歇同样的步速。30秒钟后，开始增加两脚之间的距离。
13–17	8–8.5	开始竞走，加快步速。这时，你的呼吸应该费劲了；应该和同伴说话都很困难。
18–21	8	把步速降到健身走的速度，继续快步走接下来的3分钟。在你保持前后一致而快速的步子时，进行深呼吸。
22–27	8.5	把步速加快到竞走的速度；尽量达到比上一个竞走更快的步速。快速而高效地走，确保手臂不要摆过身体的中线。这时，你的呼吸应该是吃力的。
28–31	8	把速度降回到健身走，同时继续保持稳定而果断的步速。你这时的呼吸应该非常明显，让自己从竞走间歇中降下速度来喘口气。
32–37	8.5	竞走：加快步速！尽量超过前一个竞走间歇中的速度。很快地走，但要注意身体的姿势成直线。深呼吸，保持精神集中。
38–41	8	倒着走：向后走，一定要从肩膀的上方扫视，看看自己走到什么位置了。尽量保持前后一致的步速。要通过整个的脚卷动着走，避免只用脚趾走。

（续表）

分钟	RPE	说明
42–45	7.5–8.5	转过身来，回到健身走的步速。确保身体成直线。这时，尽量加快步速，达到比前一个健身走的间歇更快的速度。
46–51	8.5–9	加快到竞走的速度。你这时应该气喘吁吁了，但仍保持在有氧状态。
52–55	7–8	把强度降低到健身走的程度；你的呼吸应该依然明显，但轻松了一些。
56–60	4–6	放松：逐渐地继续降低强度，直到你的呼吸速度回到正常，步速是休闲走的速度。让手臂在体侧自然摆动，跟降低的强度相适合。

跑　步

今天早晨的目标是在 60 分钟里跑 10 公里（6.2 英里）。这项锻炼是以大约 10 分钟跑 1 英里（1.6 公里）为基础的。如果你的速度比这个基础慢，也不用担心；你的目标就是完成尽可能长的距离。如果你的速度比这个快（你真幸运！），那么，你的目标就是看看能多跑多远的距离。这是一项耐力跑，所以，你要以渐进的速度开始，把尽可能多的能量保留到最后部分，但在整个跑步期间仍然是剧烈的运动。挑一条至少有两三个斜坡的路线，能够帮助你进行强度的选择。这是一个长时间的锻炼，本书中最长的跑步锻炼。在本章以及第 7 章和第 8 章里的多个锻炼都已经给过你机会逐渐达到此强度了。慢慢开始；用第一部分的跑步为前面的锻炼做好精神上的准备。早早地让身体成一条直线，保证你的姿势和步速。不论是强度较高的最高点，还是跟在那些坡度间歇之后的主动恢复，你的呼吸都应当始终是稳定而有节奏的。保持精神集中和态度坚定。你会得到非常值得你付出努力的结果。咱们走吧！

分钟	RPE	说明
1–5	4–5	热身：第 1 分钟开始快步健身走；然后一下进入轻松的慢跑。用这段时间做好精神上的准备。进行深呼吸，身体成一条直线。
6–10	6–7	通过增加步子的频率而把速度加快到轻松的跑步。深呼吸，把这段时间利用起来。
11–16	7.5–8	再次加快步速，增加速度。在你这么做的时候，避免用脚重重地砸地；尽量通过从脚后跟一直到前脚掌的卷动轻轻地落地，然后离地。

（续表）

分钟	RPE	说明
17–22	8–8.5	继续跑步。向着大约 100 码（或米）距离的一个点跑。当快接近目标时，要跑得快一些，之后，努力在另一个 100 码（或米）保持你的速度。深呼吸，保持到完全喘不上气的时候为止。
23–25	8	让自己回到正常的跑步速度。喘口气——你很快就要接近半程点了。
26–31	8.5–9	加快速度，因为你要在 5 分钟的间歇里努力完成尽可能长的距离。你这时的呼吸应该是吃力的，但不需要完全喘不上来气和耗尽氧气。
32–36	8	回到正常的跑步速度。检查身体是否在一条直线上：你的胸部应该是挺起来的，姿势应该是垂直的，而且你应该目视前方的道路。你这时的呼吸应该很强烈、有力并有节奏感。
37–43	8.5–9	到这时，你已经超过半程了；是加快步速的时候了。现在更快地跑，保持身体成一条直线。在向前跑的途中，找到另一个点。努力用尽量短的时间到达那点。尽管你跑得更快，但这时仍要保持轻轻地落地。
44–46	8–8.5	降低步速，把强度减弱一些，但这个步速比正常的跑步还是要快。你的呼吸速度也会减慢一些，但你应该仍然在吃力地呼吸。
47–51	8.5	你已经完成四分之三的路程了。心算一下你跑过了多长的距离，给自己加油。保持速度：稳定、强健而有力。
52–57	8.5–9	这是最后的努力。实现你对自己目标的承诺。把速度加快到小冲刺。用力向前，提高速度，让手臂也加快摆动。直视前方，看到你的目标。你就快要到那儿了。你正在吃力地呼吸，但还要坚持节奏。奋力向前冲！
58 60	5–7	放松：你做到了！在第 1 分钟里，把强度降下来，让自己回到轻松的跑步，降低速度和强度，直到你的呼吸回到可以控制的程度。继续减慢到健身走，如果必要的话，多花一些时间来放松。

室内健身自行车——传统固定式或飞轮式

这项锻炼的目标是增强腿部的耐力和持久力，并获得更积极的心血管反应。这个间歇练习让你在更长的时间段里、在更高的强度上来训练自己的身体，这样，你就能燃烧更多的氧气。消耗更多的氧气就意味着燃烧更多的热量。这项锻炼是以一系列的实际骑车练习为基础的，这些练习已经被加以修改，适用于室内健身自行车上的练习。这些练习将包括你车上阻力选项的使用，还有蹬踏的变化。再者，这里还将引入站姿的变化。在骑上室内动感单车之前，一定要先调好车座。关于适应骑车的方法以及骑车的技巧和应用，请回顾第 4 章。

分钟	RPE	说明
1–5	3	热身：用相当轻松的速度骑。集中精神保持顺畅的蹬踏动作，每条腿的推进力相同。你的呼吸速度应该是正常的，躯干应该是挺直的。
6–9	7	单独的腿部训练：增加阻力，直到你感觉脚后跟向下降了一点。注意只用单只脚骑。保持双脚都在脚蹬上，但是要让全部力量都集中来自一条腿；另一条腿只是呆在那里跟着转动，坚持 2 分钟，保持顺畅的蹬踏动作；然后换腿重复 2 分钟。
10–13	7–8	“加快骑”训练：增加阻力，感觉你的脚后跟又向下降了一点。在这个训练中始终保持这一阻力。在每分钟的时间段里，都把你的蹬踏速度加快 5%~10%。在第 12 分钟时，把蹬踏速度开始减慢到这个间歇刚开始的时候，进行恢复。如果你要从车座上弹起来，就增加一些阻力。
14–18	8.5	加速度训练：增加阻力，直到你感觉腘绳肌开始起作用（如果你感觉主要是四头肌在用力，就在车座上向后滑一点）。习惯于一个能让你保持整个训练的舒服的蹬踏动作。每分钟把阻力增加 5%~10%；不过，要保持相同的蹬踏速度。这很费劲，因为阻力迫使你想把蹬踏动作减慢下来。在第 17 分钟，把阻力降到这个训练间歇刚开始的时候，放松你的腿部。
19–22	8.5	速度训练：选择一个阻力，让你能够随意和前后一致地蹬踏，而不会从车座上弹起来。加快蹬踏动作的速度，达到呼吸和腿都感觉沉重、但还没有达到气喘吁吁的程度。到了你感觉要从车座上弹起来的那一刻，再增加阻力来控制蹬踏的速度。这时，你的呼吸应该很吃力了。

（续表）

分钟	RPE	说明
23-27	7	主动恢复：把蹬踏的速度降低到你能相当容易控制的速度，让你可以喘口气。你应该感觉在脚蹬上仍然有些阻力。
28-31	8-8.5	增加阻力，直到你感觉腘绳肌更用力了。你可能需要在车座上调整一下姿势，来适应这个新的超负荷。保持顺畅和稳定的蹬踏动作，保持躯干挺直。这是你的耐力骑行。你需要找到一个能用这个阻力舒服骑车的位置。你的呼吸应该是有力的，但你应该能够坚持这个速度。
32-35	7	主动恢复：减轻阻力，变成舒服的蹬踏动作。你这时的呼吸应该平静一些了，但是仍在用力。
36-43	8-9	“猛冲骑”训练：开始增加阻力，直到你不能再保持坐姿了，感觉有了想要站起来的愿望。在第 37 分钟，当你通过增加蹬踏动作向前猛冲的时候——就好像你在完成爬坡的时候努力加快一样——身体从车座上向前移一点，臀部向下坐一点。把这个速度保持 30 秒钟；然后用站姿减慢速度进行恢复（不完全恢复），在车座上方停留 90 秒钟。重复两次30 秒钟的猛冲骑训练，接着 90 秒钟的主动不完全恢复。在整个 30 秒钟的猛冲骑阶段，你应该是气喘吁吁的；尽管你在 90 秒钟的不完全恢复中减慢了速度，你仍然呼吸很吃力。
44-46	7	主动恢复：回到坐姿，把阻力减轻到舒服的程度，并放慢蹬踏动作。喘一口气；不过，你这时仍在用力。
47-53	8	加快蹬踏动作，但仍保持阻力。尽量加快一点，继续腿部的转动动作。如果你觉得自己要从车座上弹起来，就增加一些阻力。你这时的呼吸应该是明显的。
54-56	7	减慢蹬踏的速度，仍保持阻力，让腿能恢复一点。你应该处于相当正常和舒服的转动动作上，你的呼吸应该正在平静下来。
57-60	4-6	放松：把强度降到热身时的水平，在低强度上继续骑，调整你的呼吸，让你的腿放松。做得好！

椭圆机

这项锻炼把一系列的间歇混合在一起，可以提高你的速度和耐力。它与其他锻炼的不同之处，就在于它包含了各种身体姿势。由于椭圆机模仿了跑步、骑车和爬台阶的动作，你会体验到多种姿势，使肌肉的反应达到最大化。通过协调大脑—身体—呼吸的结合，你可以保持精神集中并感觉动力十足地完成锻炼。早晨的时光对于这项锻炼是很理想的，因为你的身体得到了休息，你的能量储备也得到了补充。你准备做一次深呼吸，集中精神……马上开始吧。

分钟	RPE	说明
1–5	3–5	热身：用可以控制的速度轻松地蹬踏。把你的脚完全放在脚踏板上；避免用脚趾蹬。你的脚后跟应该保持和脚踏板的接触。身体向上站；不要没精打采地松散下来。
6–10	6–7	随着你增加阻力，也加快蹬踏的速度。你需要很快地蹬，找到一种和热身有着明显差别的阻力。保持直立，不要向前倾。
11–14	8	增加一点阻力。在第 12 分钟，双腿弯曲，降到蹲着的姿势。当你假装是在模仿骑自行车的姿势时，把身体重量往后向脚后跟移一些。你应该不会从踏板上弹起来；身体保持稳定和牢固的蹲姿。保持这个姿势，继续蹬踏。
15–18	8.5–9	回到原来的直立姿势，在你减慢蹬踏速度的时候，增加阻力，好像你是在爬坡一样。随着你的呼吸对这个增加了的负荷有所反应而变得更沉重了，你会感觉到肌肉对这个增加了的阻力也有所反应。增加了的阻力自身就会增加错误的姿势，所以要在技巧上保持精神集中。
19–24	8	主动恢复：把阻力降到一个你能相当轻松保持的蹬踏速度，这样你可以得到一点恢复。
25–30	8–8.5	换到反向模式。把蹬踏的速度增加到和上一个间歇相同的强度。尽管强度是相同的，你的自感用力度却要高一些，因为肌肉的受力点改变了。
31–35	8	换回正向模式。增加蹬踏的速度，直到你感觉你的呼吸变得明显了（你不应该是气喘吁吁的）。形成顺畅的蹬踏动作，而同时保持垂直的姿势。
36–39	8.5–9	膝关节弯曲，把身体重量往后移到脚后跟，因为你要降到类似蹲着的姿势，然后继续蹬踏。在第 37 分钟，把阻力增加 1 英里/小时（1.6 公里/小时），然后在接下来的每 1 分钟，都继续增加 1 英里/小时。到了第 37 分钟，你应该感觉气喘吁吁了。

（续表）

分钟	RPE	说明
40–43	8.5	升到站姿，保持蹬踏的速度。加快蹬踏的速度，保持相同的阻力。坚持站直，腹肌收紧。你的呼吸应该是明显的。
44–47	8.5	把阻力增加1%，继续蹬踏，尽量保持蹬踏速度。如果必要的话，可以减慢一点。
48–52	7.5–8	主动恢复：把阻力降低到一个舒服、但是仍能运转起来的蹬踏速度上。
53–56	8.5	随着你增加阻力，把蹬踏的速度减慢一些，感觉好像是在爬坡一样。这是你最后的努力间歇，所以要坚持下来。你这时应该感觉呼吸变得十分明显了。保持正确的姿势和技巧！
57–60	5–7	放松：降低强度，并逐渐减慢速度，感觉你的呼吸反应正在好转，腿部也轻松下来了。感到你的呼吸速度很快回到了正常。

深水跑步

除了跑步以外，这项锻炼还包括了多种练习，这些练习将使你的力量和耐力水平达到新的高度。这项锻炼是使用漂浮带进行的，旨在运用能够挑战你的核心和平衡的连续动作和能力，而同时让下半身的所有肌肉都参与活动。漂浮带可以迫使你稳定躯干，并使你体验到这样的感受：这些动作不仅能加强你的心血管系统，而且还能提高你的本体感受（你的身体感觉其在空间中定位、作出反应以及防备突然外力而保护自身的能力）。尽管你的身体需要向前倾 些，但是在整个锻炼过程中，依然要尽量保持挺直的姿势。

分钟	RPE	说明
1–5	3–5	热身：在原地用轻松的跑步开始。增加强度，但要尽量保持位置固定，是从臀部把腿向下压水，而不是踩水。
6–10	7–8	增加强度，让腿的动作幅度更大。把膝关节再向高抬一点。让手臂从肩部动起来，和对侧的腿一起向下压水。
11–15	8–8.5	分腿跑步：双腿打开，成分腿站立的姿势。通过交替地抬起膝关节，用分腿的姿势跑步，将每只脚深压进水里。注意不要失去你对后面髋关节的控制。为了增加强度，加快速度，或者向前行进再回来（或两者同时都做）。你这时的呼吸应该是明显的，因为你加大了动作的幅度。

（续表）

分钟	RPE	说明
16–20	8	恢复到正常的原地跑步。在第 18 分钟时，加快速度。
21–25	8–8.5	腿伸直，身体直立，绷脚尖，用双脚浅打水（膝关节保持不动，仅用小腿上下击水——译者注）。把动作保持在小幅度，一定要从髋关节和踝关节开始做动作，而不是膝关节。为了增加难度，要加快速度。深呼吸，在你加快速度的时候，感觉你的呼吸反应。
26–30	8	恢复到正常的原地跑步。在第 28 分钟，加快速度。
31–35	8–8.5	把基本的跑步动作反过来。你的腿感觉就像是在倒着骑自行车一样。脚后跟抬起，用脚尖向前舀水。你的脚要保持弯曲。手臂和对侧的腿同时运动，伸到身体后方，向前推水。
36–40	8	恢复到正常的原地跑步。这一次尽量把向前和向后的小幅动作包括进去，在这个间歇的中途加快速度。检查自己的姿势，看看身体是否在一条直线上。
41–45	8.5–9	从有力的垂直姿势开始，交替地向前抬起和伸展每条腿。腿部应该是弯曲的，从膝关节向外转动。这就是说，在你穿过水压腿的时候，你是在用大腿的内侧引导的。确保一次只动一条腿；而另一条腿保持在下面的纵深处帮你保持平衡。在抬腿的同时，对侧的手去够踝关节，并向下压。尽量不要从腰部弯得太厉害；相反，要把腿抬起来向前伸。为了增加难度，要加快速度。
46–49	8	恢复到正常的原地跑步。这时，通过把膝关节向胸部提得更高（避免从腰部向前倾）、然后把腿向下压进水里，集中精神加大动作的幅度。
50–53	8.5	半分腿跳：从双脚并拢和垂直的姿势开始，把腿分到打开的姿势。从你觉得舒服的最宽位置，把双脚拉回到一起。当腿向分开方向移动的时候，注意把水向外推；当双腿合在一起的时候，注意把水向内拉。以正确的动作幅度为目标，手臂作为稳定器保持在水面上。保持身体直立。这项锻炼挑战的是你的躯干稳定器，让它保持有力的垂直姿势。为了增加强度，要加快速度。
54–57	8	回到正常的跑步姿势。在这个间歇里，第一个 90 秒钟加快速度。在间歇的后半段，减慢一点速度，但要保持前后一致的速度，能让呼吸做出有利的反应——尽管你仍在进行着有氧的努力。
58–60	5–7	放松：继续减慢速度，并逐渐减小动作幅度，直到你感觉呼吸速度回到了正常。

10

恢复性锻炼

在本章中，我们再来探讨一下恢复的因素，并给你介绍在恢复期间可以锻炼的方法。有的时候，我们多少会表现出来一点十全十美主义的特性：我们把当天要做的事情列成一个单子，非要觉得做完了单子上列出的项目才行，否则我们就不会满意。这种求全思想也表现在与我们心血管晨练的关系中。我们也许认为，只有一天接一天地锻炼，我们才会朝着体适能的目标前进。然而，实情却是这样的：除非身体有充足的时间通过休息进行恢复，否则，受伤的风险会大大增加。还有，当你的身体系统没有时间进行充分的休息、而你就让身体去进行剧烈的活动，这项锻炼就不那么有益了，因为你的肌肉不能再次按照正常的能力来完成动作（美国运动委员会，2003 年，2004 年）。本章介绍一些方法，让身体的心肺系统和肌肉系统能够得到休息，而同时又给了那些非要进行锻炼的人一种不同的非传统类型的心血管晨练方法，这叫做恢复性锻炼。

恢复性锻炼通过让你的身体练得更少而收获更多。一项恢复性训练最好安排在高强度间歇训练之间的日子来进行。这些锻炼为你想要进行不太剧烈的锻炼的那些日子里，或者只想休息和恢复的那些日子里提供了强度较轻的选择。

当你处于下列任何一种情形的时候，进行本章介绍的恢复性锻炼都是很理想的：

- 原计划要进行锻炼，但是感觉比正常情况要累
- 由于缺乏适当的休息，腿部或肩部（或者这两处）酸痛
- 想要锻炼，但是距离上次的高强度锻炼还没有休息到 24~48 小时
- 感觉比正常的精力要差
- 对于女性：每月月经的前几天，特别是在量多的日子里
- 正在经受类似感冒的症状，但没有患流感（在未看医生之前，避免在身患流感或有类似流感的症状时进行锻炼，因为你的身体非常有可能需要休息时间来恢复健康。）

身心走恢复性锻炼

身心走是在恢复和相对休息的一天里训练大脑—身体—呼吸的结合（通过把你的思想保持在某一刻来达到最理想的身体意识）。随着每只脚踏在地面上，你通过把精神保持集中在五种感觉上，就可以做到这一点。在这项锻炼中，你要把心率保持在比更为传统的锻炼更低的强度上，最多 40 分钟。在恢复性锻炼期间，你会享受到一些慢速技巧，而这些技巧在更剧烈的其他锻炼中是不容易被包括进去的。这种锻炼并非旨在提高你的体适能水平，而是满足你不让心血管系统超负荷运转的需要。最后，由于你的练习强度比其他的心血管晨练更低，你可以花时间来训练和改进平衡，这是你的总体体适能水平的一个必要组成部分。

对于身心走，要选择一个没有什么能让你分散注意力的地方，这样的话，你就可以让精神集中于内心。分散注意力的事物包括高噪声、人多、强烈的气味、不规则的地面或者任何其他阻止你保持平静舒服的走路速度的因素。一个户外的地方很理想，因为当你融入了大自然，被鸟语花香包围着，身心走就能达到最好的效果。提前计划这项锻炼。如果你确实计划在户外走路，在你开始之前，对于到哪里去走，头脑中先要有一个详细计划。根据你的地理区域和天气情况，你也可能需要选择室内的地方，比如跑道或跑步机。如果你在室内走路，则在你开始之前需要先选择速度、时间和坡度，确保你选择了一个低于正常锻炼水平的强度。

如果你决定听着音乐走，就要选择不同于你在心血管晨练中正常使用的音乐，向你的大脑、身体和呼吸暗示，这项锻炼没有正常的那么剧烈。和那些对于高强度的早晨锻炼最起作用的音乐不一样，没有每分钟固定节拍的音乐对于身心走才能起到最好的作用。器乐、新时代音乐、身心音乐、瑜伽音乐或鼓舞人心的抒情音乐，都能帮助你的大脑、身体和呼吸确定好这个明显不同于更高强度的锻炼。

和以往一样，确保你的呼吸连贯和完整。不过，对于身心走，比起你在强度锻炼中正常所做的，要尽量少用嘴呼吸。第一个原因是，如果你通过嘴很沉重地呼吸，你可能不是处在自感用力度级别的较低强度部分。第二个原因是，你让鼻子作为呼吸手段，目的就是要通过两个鼻孔，把呼吸作为生命力而带到身内。第三个原因是，如果你足够幸运的话，鼻子能让你捕捉到户外的芬芳气息，比如说，你发现自己正走在春日里的茉莉树丛间。

身心走最重要的部分是在迈出的每一步中，都保持相应的思维定式。在你走路期间，保持身体向上挺直，并让脊椎得到伸展。你的步态应该是正常的，使用能让你保持在较低强度的速度。如果你采用92页中对于自感用力度建议范围的解释，那就是尽量在5级以下。为了训练大脑—身体—呼吸的结合，练习把你的感觉列成清单，以轮转的方式回答下面的问题。在你回答完每个问题之后，循环回来，再开始这些问题。

1. 我的眼睛看到了什么？什么颜色引人注目？我看到了什么令人高兴的事情吗？

2. 我的耳朵听到了什么？什么声音很突出？我听到了什么令人高兴的事情吗？

3. 我的鼻子闻到了什么？什么气味很突出？我闻到了什么令人高兴的东西吗？

4. 我的呼吸感觉如何？怎样只用呼吸就能觉察，我进展到什么程度了，还有我的强度水平是多少？

5. 我的整个身体有什么感觉？什么情感很突出？在这个恢复时间里，我了解了关于自己身体的什么信息？

尽量不要被任何过去的或将来的想法分散注意力。记住，身心走的目的是为了训练自己在我们的铁三角中磨炼大脑—身体—呼吸的意识。分神的想法——感觉和评判——都是正常的，比如：“我在一天的时间里还有什么日常工作事项？”“我需要开始跑步了，因为这个低强度是浪费时间，”或者，“我没看到有什么别的人也在走路。”不要去评判自己这些想法，只是承认下来，然后尽量把精神再次集中到前面的问题上。

在你走路期间，尽量把下面的一些概念包括进来，提高大脑—身体—呼吸的结合。

来自摩谢·菲登奎斯（Moshe Feldenkrais）的教程 摩谢·菲登奎斯生前是以色列的物理学家，其最著名之处大概是因为他发展出了一个国际流行的健康系统，叫做菲登奎斯方法。他多年来都致力于用这个方法帮助人们增强总体的生活质量，他的方法主要以“运动意识”的课程为中心。菲登奎斯课程并没有任何特殊的运动方式；而菲登奎斯课程的教练却可以根据个体需要，帮助一个人开发出新的运动模式来。菲登奎斯意识课的关键原则之一，是通过闭着眼睛做幅度非常小的动作，帮助大脑—身体—呼吸结合在一起密切协作。其结果是这样的：这个人不得不集中于内心，专注于很小的动作感觉如何，再把这种感觉转变成语言告诉教练。为了把摩谢·菲登奎斯的教程纳入恢复性训练里，要用全身检查来开始和结束身心走。这就是说，要运用菲登奎斯的原则，在走路之前闭上眼睛，问自己现在脚的周围感觉是什么状态，然后踝关节，再是膝关节，诸如此类，一直沿着自己的身体向上。在走路结束时重复这项全身检查。这个练习可以帮助你把大脑、身体和呼吸结合起来。

来自中国的太极拳定式 太极拳是一种极好的健身方式，能让肉体与精神合二为一。太极拳的好处包括：柔韧性更好，核心力量和平衡性非常强，肌肉状态、呼吸和消化得到改善，还有免疫力、姿势、睡眠和压力控制得到全面提高。

- **气沉丹田式**。这个叫做“气沉丹田”的动作是拉伸背肌并且把能量从宇宙带进你整个身体的一种方式，能量在中文里称为“气”。站直不动，双脚与髋关节同宽。开始时手臂放在体侧，掌心向前。把双臂举过头顶，在视觉上保持正好成圆形。当手位于头顶上的时候，两手的指尖相对，但不要互相碰到（图 10.1a），然后把手臂慢慢放下，放到体前（图 10.1b）。在肚脐的高度，双手分开，重复 3~5 次。在走路之前练习几遍这个动作，然后在走路的时候尽量把它包括进去，来激励自己的身体，并同时拉伸背肌。

- **独立式**。把独立式融合在你的身心走中，可以改善平衡，增强肩膀顶部和四头肌顶部的力量，并主动伸展腘绳肌。把你的走路步速减慢到慢动作的速度。右膝向上抬起到髋关节的高度，同时支撑的左腿保持微屈（图 10.2a）。慢慢伸展（伸长）右腿，把脚后跟推向你的远端（勾脚尖），尽可能抬高（图 10.2b）。不要停下来，再次慢慢地收缩（弯曲）膝关节，把腿放下，脚落在你身体前面，这样，你的身体就向前移动了。在你的腿伸展和放下的同时，手臂向身体外侧打开，就像鸟儿张开翅膀那样。当你把腿向上抬、腿伸直的时候，把手臂也抬起来。在这个动作中，保持呼吸，集中在流畅和协调的动作上。你的身体应该以很慢的速度向前运动。在做过 3~5 次踢腿一样的慢动作之后，回到正常的走路速度。

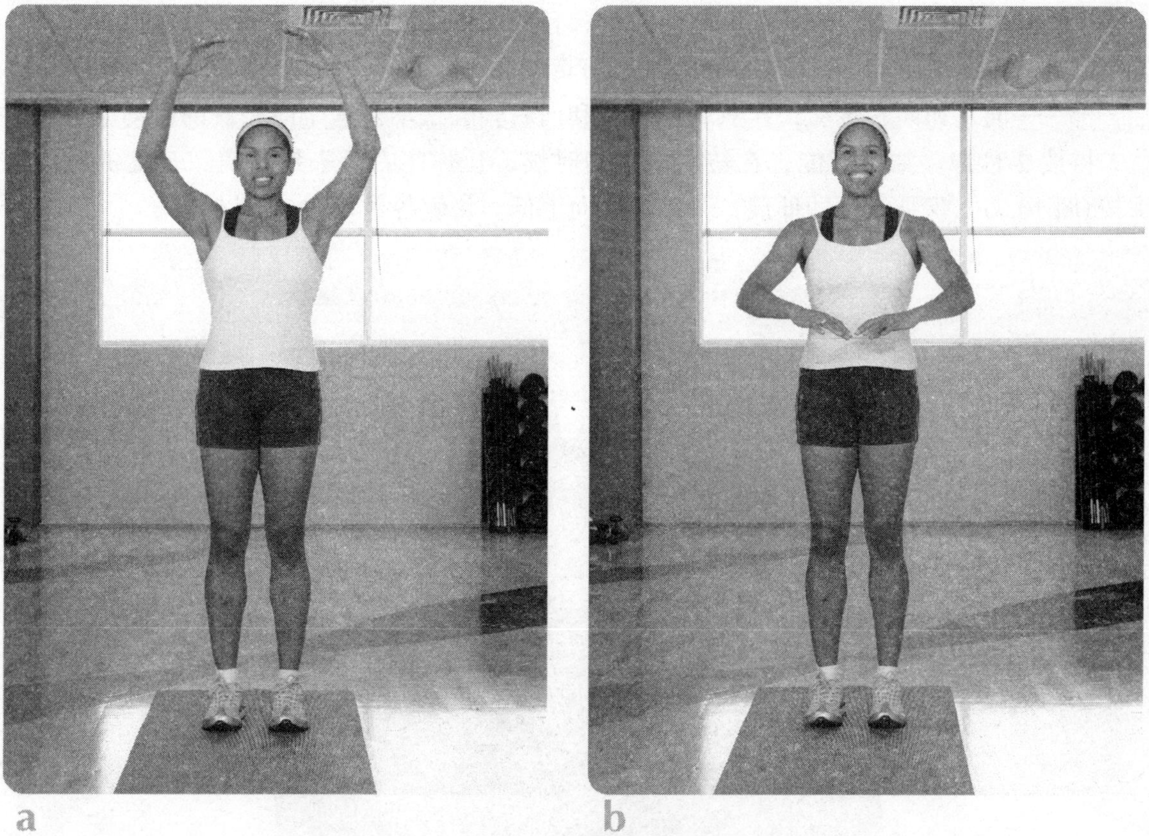
图 10.1　气沉丹田式

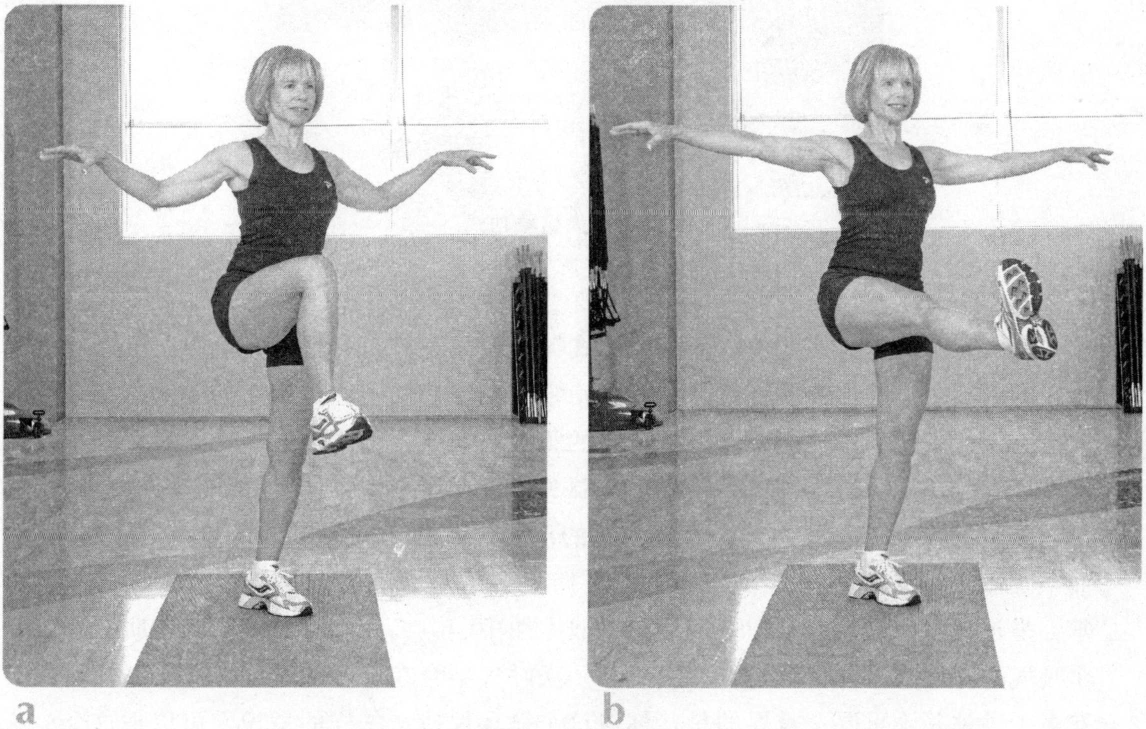
图 10.2　独立式

• **太极腰功式**。为了在走路期间改善脊柱的灵活性并练习斜肌，可以把太极腰功式的动作包含到身心走中。在向前走的时候，随着你的上半身——包括头部——向左和向右转动，让双臂也向左和向右轻轻摆动。这个向一侧的转动应该持续 2 秒钟。如果可能，在转向左侧的时候，让你的右手去摸左肩，反之亦然（图 10.3）。保持脊柱的伸展，下巴不要向下低。每侧各重复约 30 秒钟。

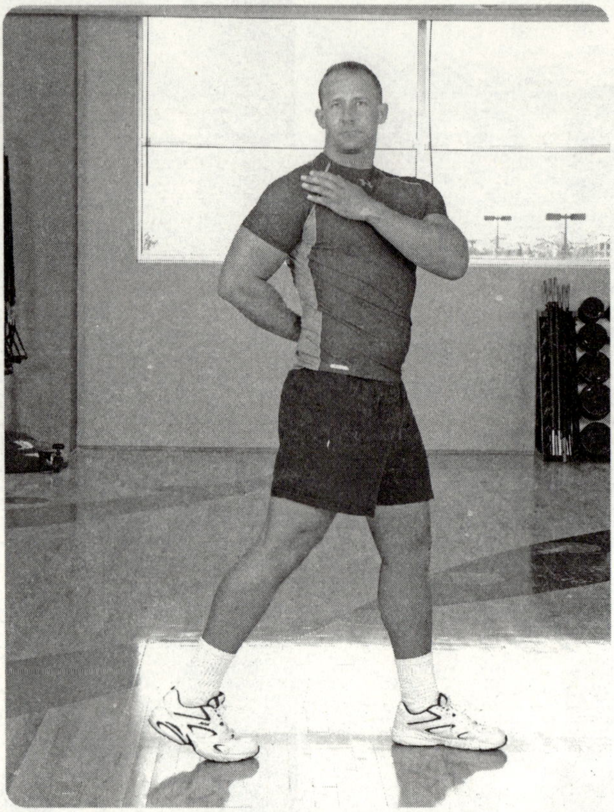

图 10.3　太极腰功式

来自瑜伽的定式　把一些平衡“树式”的瑜伽姿势包括到身心走中，可以在每天的活动中帮助你伸展背肌，并找到稳定性和平衡性。在你走路的中途停下来几次，用一条腿来做平衡。保持支撑腿的膝关节微屈，以便你能避免把身体的全部重量都放在一个过度伸展（锁死）的膝关节上。用不支撑体重的那只脚去接触另一条腿的踝关节、膝关节或大腿内侧的范围，弯曲的膝关节一定要对着体侧，而不要朝前。把手臂保持在体侧，使平衡更容易一些（图 10.4a）；或者抬起手掌，举过头顶相触摸，增加平衡性的挑战（图 10.4b），而同时拉伸你的背肌。一个吸气—呼气的循环，就是一次吸气和一次呼气结合在一起的过程。这个循环要花多少秒钟并不重要；重要的是，你对这个循环保持了怎样的意识。可以把这个

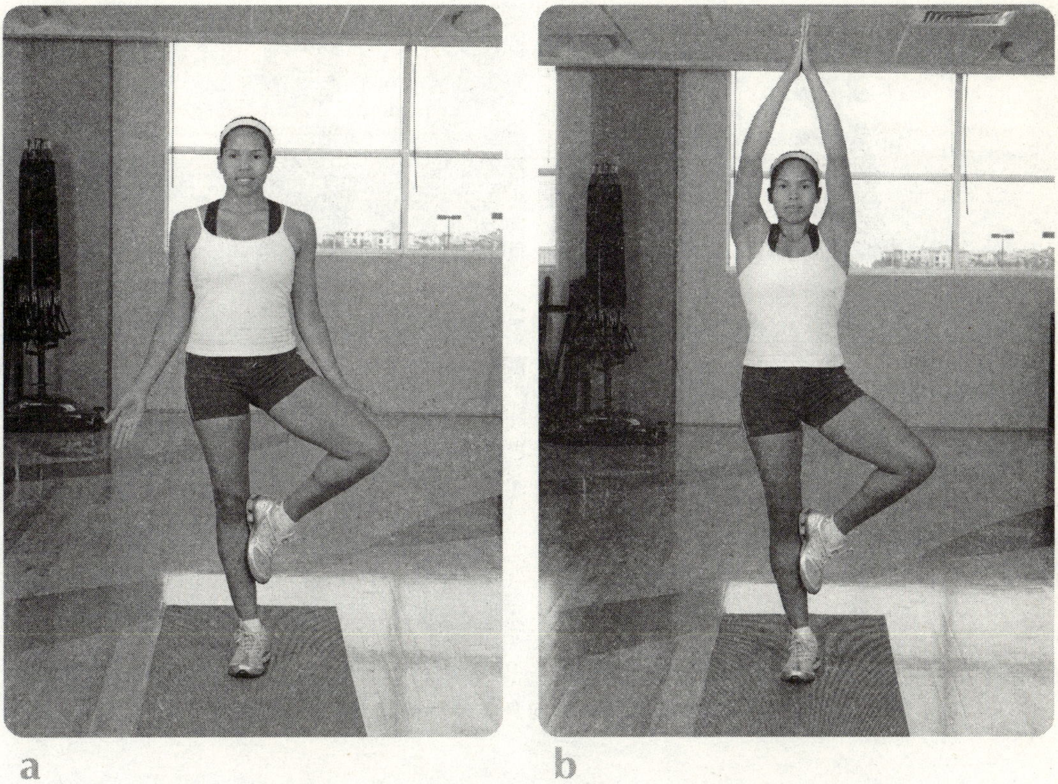

图 10.4 平衡树式姿势：（a）手臂在体侧 （b）双臂伸向头顶上方

姿势保持 5 次吸气—呼气的循环，也可以保持约 30 秒钟，凝神目视前方，颈部和头部保持中立的位置。不要立即换到另一侧重复，在你恢复走上几分钟之后，再来尝试另一侧。在每次恢复性身心走中，尽量用每条腿来完成至少 3 次平衡树式的姿势。

来自约瑟夫·普拉提（Joseph Pilates）的教程 约瑟夫·普提拉出生于德国，一生的大部分时间都在纽约城，把他关于正确的身体锻炼的观念与他人分享。和摩谢·菲登奎斯不同，普拉提发明了在地上进行的或者用专用器械来进行的特定锻炼。为了运用普拉提的一些原则，尽量把站姿侧踢腿的动作包括进身心走中，可以训练平衡性并练习侧臀肌和臀中肌。在你跑步或者骑车的时候，这些在体位上很重要的肌肉实际上没有得到多少练习，因为在那些活动期间，你的腿只是简单地向前和向后运动。站姿侧踢腿采用循环的模式，活动到了臀部的肌肉。

在你慢走的时候，一条腿抬向身体外侧，尽可能地伸向远端，同时保持髋关节在水平位置上（图 10.5a）。在你放下腿的时候，把它落在身体的前面（图 10.5b）。每侧重复 8 次抬腿；然后恢复到之前的步态。当你对这个动作感觉舒服了，在你抬腿的时候，就把双臂向身体外侧伸展开；而在你收腿的时候，手臂也回到中间。随着你抬腿和收腿，舒服地进行呼吸，保持头部正对前方。

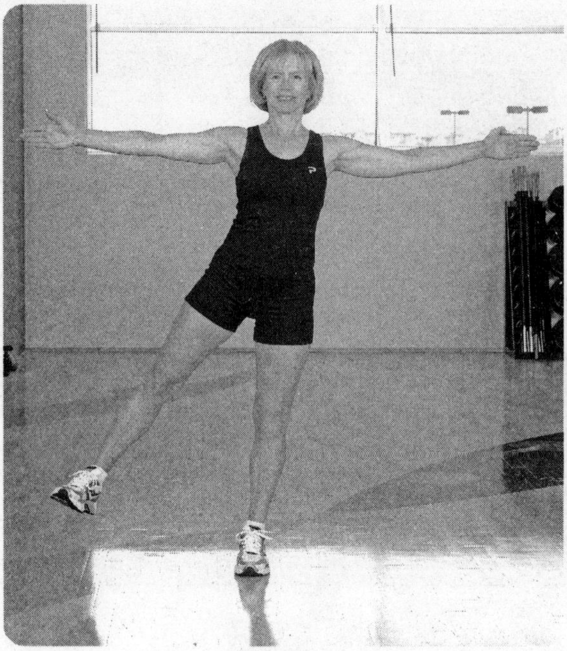

a

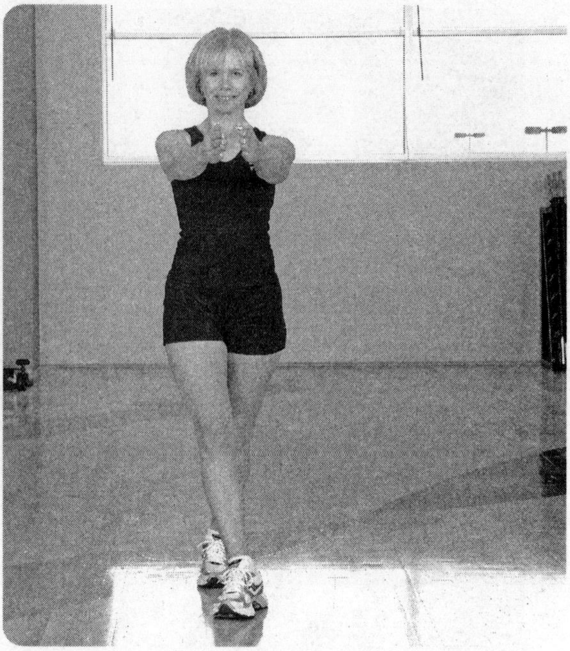

b

图 10.5　站姿侧踢腿：（a）腿向身体外侧抬起（b）腿落在身前

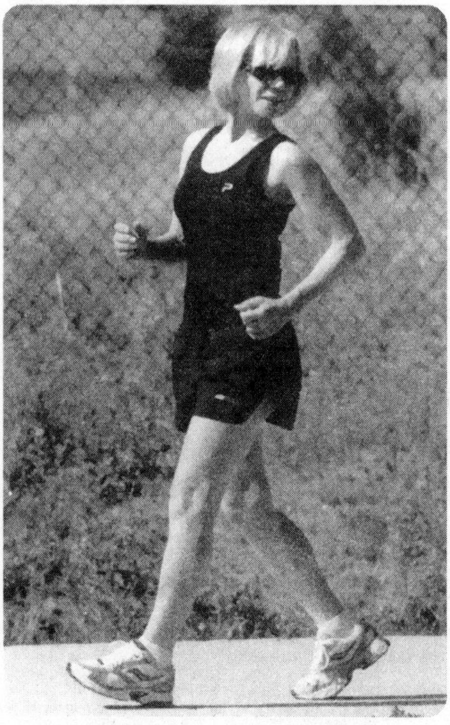

图 10.6　倒着走

其他身心技巧　我们包括了下面的技巧，因为它们可以加强大脑—身体—呼吸的结合。为了顺利地完成这些技巧，你在整个的运动期间，必须把精神集中在动作和呼吸上。如果走神的话，这些动作实际上是不可能做得正确的，这就是为什么它们能加强用心和冥想的体验。

• **倒着走**。倒着走能让你训练身体的所有感官都提高其察觉能力，并使它们协力工作。这项技巧最好为户外走路留着用。转过身来，慢慢地往回走。速度并不重要。当你从肩膀上方看路的时候，两侧要同等地这么做，转身时不要让下巴低下去（图 10.6）。第一次倒着走的时候，先尝试着走 30 秒钟，然后走 1 分钟，如果地势和其他条件允许的话，逐渐增加到 3 分钟。

• **走钢丝**。走钢丝可以帮助大脑和身体协同工作，来提高步态的效率。这项技巧在室内的跑步机上和户外都很适合。想象你的前方有一条实线，标出了你的道路。在你向前走的时候，把每只脚都放在那条想象的线上，步子之间相距 1~2 英尺（30~60 厘米）（图 10.7）。随着你对这个技巧变得更加舒服了，就开始缩小两脚落地之间的间隔，同时少使用手臂，加快速度。在你做这项练习的时候，集中精神保持均匀的呼吸循环。在恢复正常的步态之前，先重复 1~2 分钟。

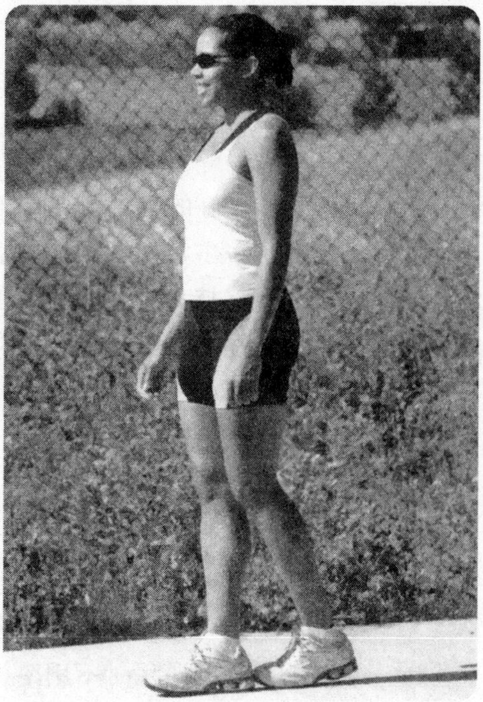

图 10.7　走钢丝

• **脚后跟走**。脚后跟走可以帮助减轻由正常的脚底收缩（指的是脚向下）而造成的肌肉失衡，而这在你的大部分心血管晨练中都是会发生的。抬起脚趾，这样就不让脚趾与地面接触，试着用脚后跟向前走（图 10.8）。如果你的步速慢了下来，不用担心。尽管有一点向下蹲，好像你要急着跑去上厕所时常见的那样，但是要让身体的其余部分尽可能地保持自然。把这个动作尽量保持至少 1 分钟。这样能加强沿着小腿前侧向下的那块肌肉（胫前肌），支撑体重的心血管锻炼往往把这块肌肉变弱了。如果你平时穿的是高跟鞋，这些肌肉将更被弱化，这就是要进行脚后跟走的另一个原因。

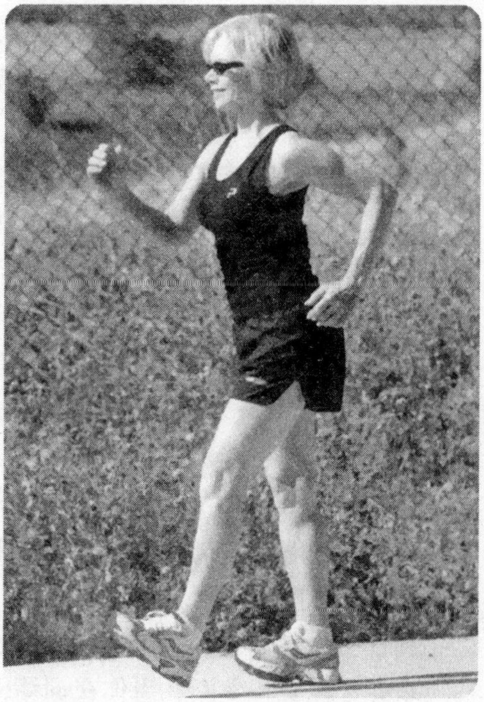

图 10.8　脚后跟走

与活动相关的恢复选择

在恢复性锻炼的日子里，你可以在低强度上尝试本书中的任何心血管活动和锻炼。记住这一事实，虽然这些活动并不特别属于身心恢复的范畴，但这不意味着你就该放弃保持大脑—身体—呼吸结合的意识这一责任。对于使任何一般性的锻炼成为恢复性锻炼的办法，还有下面的选择。

- 减少你花在锻炼上的时间
- 缩小运动关节的动作幅度
- 减少手臂的使用
- 减慢总体速度
- 降低任何特定心血管锻炼机器的强度设定
- 进行恢复性骑车（室内动感单车课程）
- 上踏板操的课程时不用踏板（即：在踏板操课程中，其他所有人都使用踏板，你在地板上做一样的动作，但是不用踏板）
- 缩短跑步的距离或持续时间，或者把这两者同时缩短
- 参加为第一次来的人提供的低强度团体课程
- 在恢复的日子里尝试一项新的锻炼（当你对一件器械或者对一种课程不熟悉的时候，比起你对于熟悉的肌肉所要求的运动技术，你开始的强度通常要低一些）。

记住，如果你的恢复性锻炼与常规的心血管晨练不同，你就可以得到更有乐趣的体验。恢复性锻炼的目的是进行一些比正常运动量要低一些的不同锻炼。恢复的日子也是很好的时光，可以让你重温自己的目标，回到本书的主旨，并确保你正在改变给自己心脏加压的方式！

恢复和休息的日子也给了你处理平衡问题的理想时间。在体适能中，平衡意味着很多内容：精神平衡、肌肉平衡、对于心血管晨练的活动选择平衡、营养平衡以及力量和柔韧性训练的平衡。这个名称还有本体感受的意思，也就是说，能够协力使用肌肉在任何特定时间和空间里保持任何姿势。本体感受是存在于所有神经末梢的感觉机制，这些神经末梢位于肌肉和肌腱里。它们负责把关于你肌肉骨骼系统的所有信息传递给你的中枢神经系统，让你对自己的身体在空间里的姿势有一个感知。它们再连同肌肉和肌腱，可以帮助你找到各种姿势的平衡，包括站姿、跪姿和坐姿。当你在训练平衡的时候，你也在训练你的肌肉一起工作的方式，以便你的本体感受变得更有反应和更强烈。对于在每个活动中保持稳定的身体姿势，对于意外的变化做出适当的反应——比如正当你要避免被绊倒和滑倒的

时候，还有你准备要安全地尝试新的锻炼项目的时候——这都是很重要的，因为你更有可能保持稳定。最后，由于你的目标是要在每天心血管晨练中处理大脑—身体—呼吸的结合，当你把平衡增添到锻炼中的时候，对于本体感受有所觉察可以帮助你对这个“铁三角”产生影响。为了顺利地进行下面的练习，你需要保持警醒的精神状态，包括对平衡的全神贯注（大脑）、肌肉群的乐意效劳（身体）以及对均匀呼吸的意识（呼吸）。在你的休息日里，通过花一些时间进行下面的练习，来提高本体感受，或曰平衡感。

- **单腿站立姿势**。用单腿站立 10 秒钟，同时支撑腿保持微屈（图 10.9）。尽量增加用一条腿站立的时间。为了增加难度，让支撑腿更弯曲一些。闭上眼睛，更主动地挑战你其他的本体感受。如果需要的话，把手臂使用上：一开始，双臂向身体外侧展开（如果必要的话，可以扶住椅子或者墙）；随着你变得熟悉和熟练了，练习用手臂在胸前交叉的姿势，把双手放在兜里的姿势，还有最终闭上眼睛做的姿势。你会注意到，当你闭上眼睛的时候，你的踝关节和其他肌肉都自然地“打开”了。

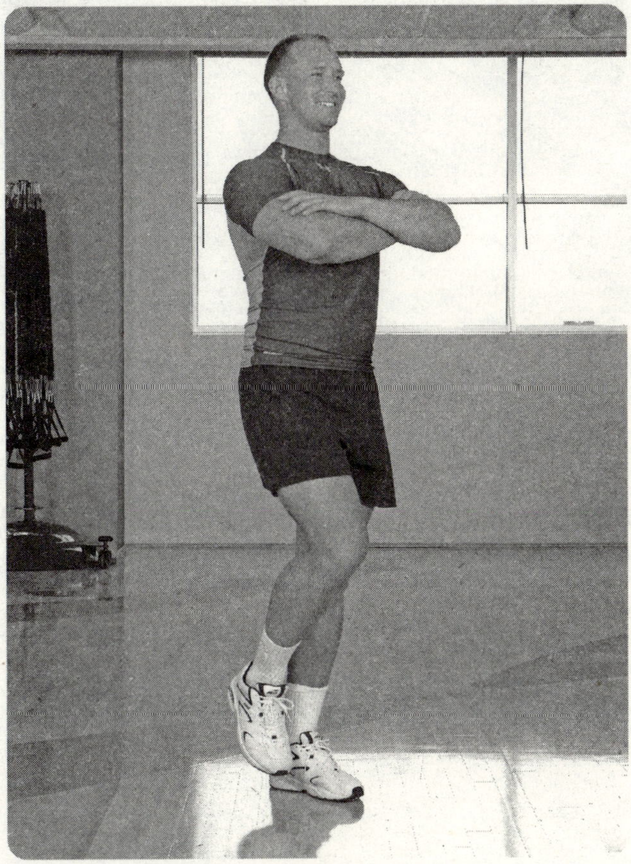

图 10.9 单腿站立姿势

• **瑜伽椅式姿势**。双脚和双膝并在一起，向下去蹲，就好像要坐进一把椅子里一样，让膝关节成一个舒服的角度。手臂保持在体侧，不接触身体（图10.10a）。集中精神向后移动臀部（臀肌），不要让膝关节向前移。把这个姿势保持10秒钟。这时，再尽量增加你蹲下的时间。为了增加难度，一只脚抬离地面10秒钟，而同时把手臂举过头顶，肘关节不要弯曲（图10.10b）。换另一侧重复。尽量重复更长的时间阶段。

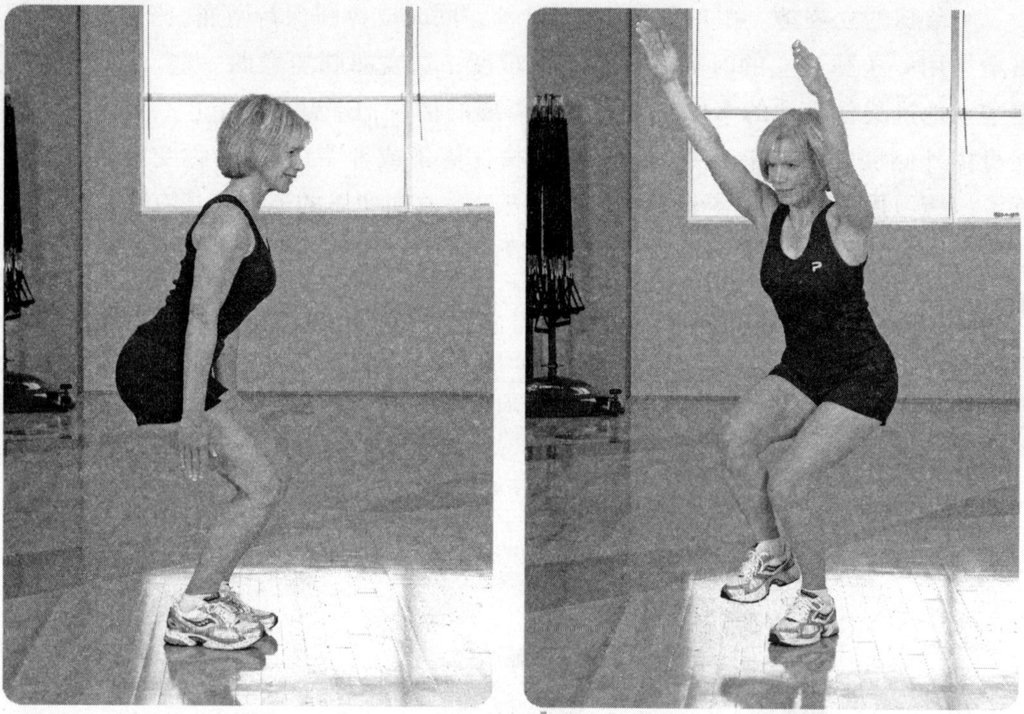

a b

图10.10 瑜伽椅式姿势：（a）双腿 （b）单腿

对于任何常规健身，休息和恢复都是极为重要的。通过恢复性锻炼，不论是身心走还是心血管活动的变型方式，在运动量、时间和强度上都降低了，给了你更多的时间来训练平衡，并协调了大脑—身体—呼吸的结合。

参考文献

American College of Sports Medicine. 1998. *ACSM's resource manual for guidelines for exercise testing and prescription.* 3rd ed. Baltimore: Williams & Wilins.

American Council on Exercise. 2004. *ACE group fitness manual.* 1st ed. San Diego: American Council on Exercise.

American Council on Exercise. 2003. *ACE personal trainer manual.* 3rd ed. San Diego: American Council on Exercise.

Biley, F.C. 2000. The effects on patient well-being of music listening as a nursing intervention: A review of the literature. *Journal of Clinical Nursing* 9 (5) : 668-677.

Chek, Paul. 2004. *How to eat, move and be healthy!* Vista, CA: C.H.E.K. Institute.

Clark, N. 1997. *Nancy Clark's sports nutrition guidebook: Eating to fuel your active lifestyle.* 2nd ed. Champaign, 1L: Human Kinetics.

Cook, G. 1998. *Reebok core training system.* Boston: Reebok International Ltd.

Dodd, S., R. Herb, and S. Powers. 1993. Caffeine and exercise performance: An update. *Sports Medicine* 15:14-23.

Gladwin, Laura, ed. 2003. *AFAA: Fitness theory & practice: The comprehensive resource for fitness instruction.* Sherman Oaks, CA: Aerobics and Fitness Association of America.

Hamilton, Edith. 1998. *Mythology.* New York: time Warner Book Group.

Kravitz, L. 1994. The effects of music on exercise. *IDEA Today* 12 (9) : 56-61.

Kravitz, L., and J.J. Mayo. 1997. The physiological effects of aquatic exercise: A brief review. Nokomis, FL: Aquatic Exercise Association.

McArdle, W., F.Katch, and V. Katch. 1998. *Exercise physiology: Energy, nutrition and human performance.* 4th ed. Baltimore: willians & Willkins.

Miller, Gin. 1994. *Step Reebok: Combinations and variations 1.* Boston: Reebok International Ltd.

Reebok University. 1980. *Cycle Reebok: Foundations.* Boston: Reebok international Ltd.

Wilcox, A., A. Harford, and B. wedel. 1985. Slim before breakfast. *Medicine & Science in Sports and Exercise* 17:2.

Wilmore, J., and D. Costill. 1990. *Training for sports activity: The physiological basis of the conditioning process.* 3rd ed. Dubuque, 1A: Brown.

Yoke, Mary. 2001. *AFAA: Guide to personal fitness training.* Sherman Oaks, CA: Aerobics and Fitness Association of America.

作者简介

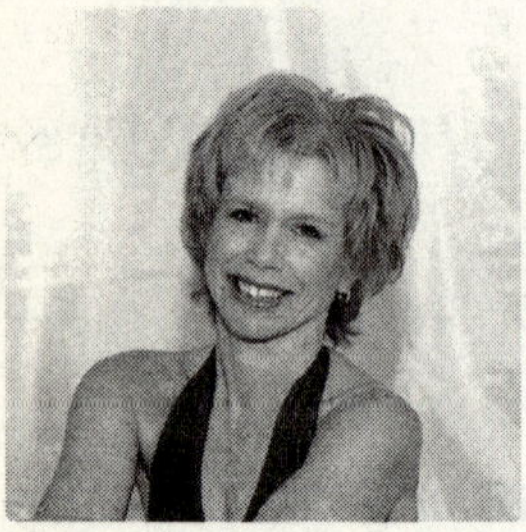

琼·卡恩，陆军上尉，国际健身教练，科罗拉多州波尔得市琼·卡恩健身工作室有限责任公司、职业健身和普拉提培训中心的创办人。她还担任阳光健身资源中心（SFRerources.com）的首席顾问和创作主任，是SCW健身教育中心的员工，同时担任湖畔运动俱乐部的普拉提主任。

卡恩在很多健身DVD和录像中都出过镜，多家杂志的专栏作者，包括《塑形》《生活健身》《健身》《健康怀孕》和《健康》。卡恩被《自我》杂志评为美国20大私人教练之一，还出现在QVC（美国最大的电视购物公司）和科罗拉多电视网上。作为锐步的一名大师级教练，卡恩一直在帮助搭建传统普拉提和健身产业的桥梁。卡恩是美国体适能协会（AFAA）的大师级专家和教练，获得了美国运动委员会（ACE）认证资格的健康健身指导师，还获得了美国运动医学大学（ACSM）认证资格的健康健身指导师。作为一名普拉提教练，她还通过了体育心理学会的认证资格。卡恩现居住在科罗拉多州的布鲁姆菲尔德市。

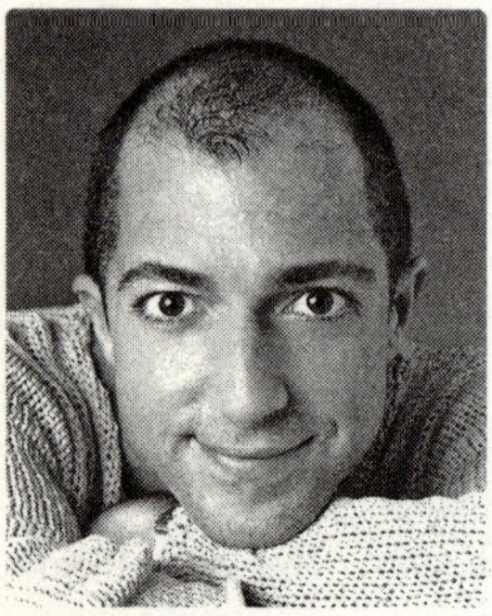

劳伦斯·比斯康蒂尼，文学硕士，电脑数字控制专业，身心运动私人教练，波多黎各的拉斯卡斯塔斯度假村金门温泉浴场的营养顾问。他使健身与健康教育的多样性非常具体化，并曾在《CNN头条新闻》等节目中出过镜。在2003年，比斯康蒂尼被《健身》杂志评为美国十大教练之一，并邀请他担任编辑顾问委员会委员。

由于开发“瑜极”计划（是瑜伽和太极拳在陆上、水中和稳定球计划中的合成体），比斯康蒂尼从ECA世界健身中心获得了2005年ECA奖，ECA是波多黎各最重要的健康和健身协会之一。他还获得过2004年“加拿大职业健身协会专业主持人”的年度奖、2004年IDEA团体健身指导师年度奖和2002年ACE团体健身指导师年度奖。他是一位获得了美国运动委员会（ACE）、美国体适能协会（AFAA）、美国国家运动医学研究院、美国运动医学大学（ACSM）、水中运动协会（AEA）、SCW健身教育中心和加拿大职业健身协会认证资格的陆上与水中私人教练和团体健身指导师。比斯康蒂尼现居住在波多黎各的法加多港。

版权声明